未讀 A₃DR | 生活家

U N R E A D

The
LONGEVITY
BOOK

无惧衰老

希望我们都能找到
一起走向衰老的力量

〔美〕
卡梅隆·迪亚茨

桑德拉·巴克

著

王敏

译

上海文化出版社

图书在版编目（CIP）数据

无惧衰老 /（美）卡梅隆·迪亚茨，（美）桑德拉·
巴克著；王敏译. -- 上海：上海文化出版社，2020.6
（2021.3 重印）
ISBN 978-7-5535-1959-3

Ⅰ．①无… Ⅱ．①卡… ②桑… ③王… Ⅲ．①女性－
衰老－基本知识 Ⅳ．① R339.33

中国版本图书馆 CIP 数据核字（2020）第 063573 号

THE LONGEVITY BOOK: The Science of
Aging, the Biology of Strength, and the
Privilege of Time

by Cameron Diaz

著作权合同登记号 图字：09-2020-302 号

出　版　人：姜逸青
选题策划：联合天际
责任编辑：王建敏
特约编辑：邵嘉瑜
封面设计：千巨万工作室
美术编辑：王颖会　梁全新

未
读
DR

生活家

书　　　名：无惧衰老
作　　　者：［美］卡梅隆·迪亚茨　［美］桑德拉·巴克
译　　　者：王　敏
出　　　版：上海世纪出版集团　上海文化出版社
地　　　址：上海市绍兴路 7 号　200020
发　　　行：未读（天津）文化传媒有限公司
印　　　刷：北京博海升彩色印刷有限公司
开　　　本：710×1000　1/16
印　　　张：18.5
版　　　次：2020 年 6 月第一版　2021 年 3 月第二次印刷
书　　　号：ISBN 978-7-5535-1959-3/G.319
定　　　价：88.00 元

关注未读好书

未读 CLUB
会员服务平台

本书若有质量问题，请与本公司图书销售中心联系调换
电话：(010) 52435752

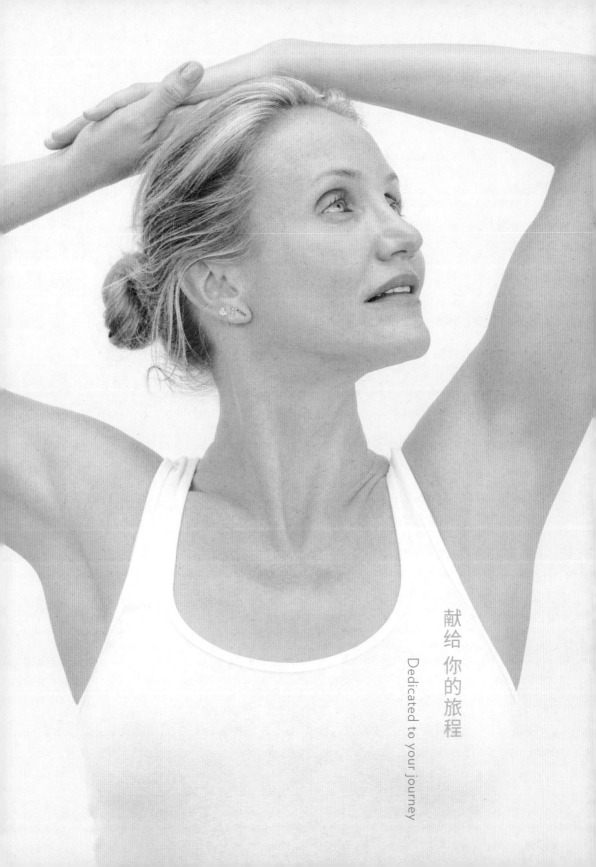

献给 你的 旅程

Dedicated to your journey

目　录
CONTENTS

你只需要留意关注。经验教训总会在你准备好时不期而至。

如果你能看到那些迹象，你就会学到为迈出下一步所需要了解的一切。

——保罗·科埃略（Paulo Coelho），《查希尔》

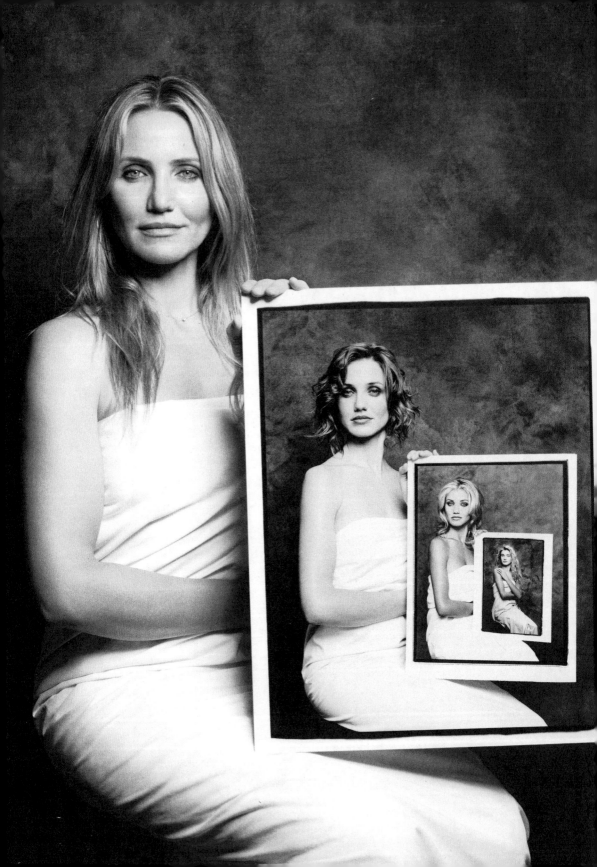

序　言

有一种理想的美，难以定义或理解，

因为它不仅仅是身体之魅力，

而且生发于身体和心灵彼此交会、互相界定之处。

——厄休拉·勒古恩（Ursula K. Le Guin），《心海之波》

你在左页中看到的那张黑白照片，受到了专业摄影师为我拍摄的第一张照片的启发。当一流摄影师杰夫·杜纳斯（Jeff Dunas）邀请我给他做模特时，我才刚刚入行，只有 16 岁。第一天拍照时，他让我穿上白裙、看着镜头。对我来说，一段新生活从此开启了。杰夫有个主意：如果有可能的话，我俩该在接下来的岁月中，尽可能多地重拍这张照片。我觉得这个主意很棒，而且很明显，这是一个独一无二的机会。因此，6 年之后我们再次拍摄了这张照片。这次，我手中拿着最初的照片。接着，6 年之后我 28 岁时，我们又重拍了一次。

在我写这本书、思索我人生之旅的意义时，我突然想起了杰夫，还有我们的约定。我们已经好久没有重拍那张照片了，于是我给他打了电话。很快我又坐在了他的镜头前。上一页中的照片，就这样产生了。

随着岁月的流逝，我的外貌当然发生了变化——从照片中很容易看出这一点。然而，那些无法测量的变化，却远远没有那么明显。我指的是伴随岁月流逝、时光积累而产生的情感上的、精神上的、灵魂深处的变迁。如果你凑过来仔细看，也许能看出这些变化的种种蛛丝马迹。当我看着这张照片时，我能马上看到这些变化，感受到这些变化。

思考衰老这个问题，会让我们想起曾经的青葱岁月。为了展望未来，我们首先要回顾过去。于是，我们端详老照片、浏览从前的信件和日记；我们和亲朋好友们一起追忆往事，正是那些往事造就了我们的现在。有时当我们回首过往，不免感伤怀旧，有时却感到解脱，是时光推着我们所有人一路向前。

当我看着这照片的合集时，我感受到了时间的推动力。每个影像，都让我更靠近今天的我；每张照片，都指向未来的我。我现在还不知道她是什么样的，但我期待着和她相遇。我们都想知道，我们的那些人生故事会何时上演、如何展开、怎样继续。我们将在已经拥有的经历、已经做出的选择、已经经历的故事的基础上，继续我们的人生之旅。

我写这本书，是因为我想窥探一番我的未来。我想了解，未来可能会发生什么，又会发生些什么，为了尽可能长久地继续我的人生之旅并享受这段旅程，我现在能做些什么。在未来的岁月中，我的体力有可能会衰退，但我希望我能变得更睿智、更热情、适应能力更强。我希望，我们都能找到一起走向衰老的力量，大家都做好自己该做的事，让自己更加强健、更有爱心、更加自在从容。

一张张照片让我们能够看着自己走向成熟、步入衰老。我们可以从照片中发现，当我们从青春少女长成年轻女子时，我们的个子长高了、颧骨变突出了。几十年之后，皱纹开始在我们的脸上出现。而内在的成长，比如热火朝天、鲁莽率性的青少年，逐渐成长、散发出成年人沉着稳定的魅力；还有随着岁月的流逝，时间赋予我们的种种特权，相对来说是镜头难以捕捉的。

我们可以用钟表和日历来标记时间，用皱纹和白发来衡量岁月，用影像和照片来定格光阴。但是如果我们真的足够幸运的话，也可以用充溢着学习、爱和欢笑的一生，来记录时光的流淌。

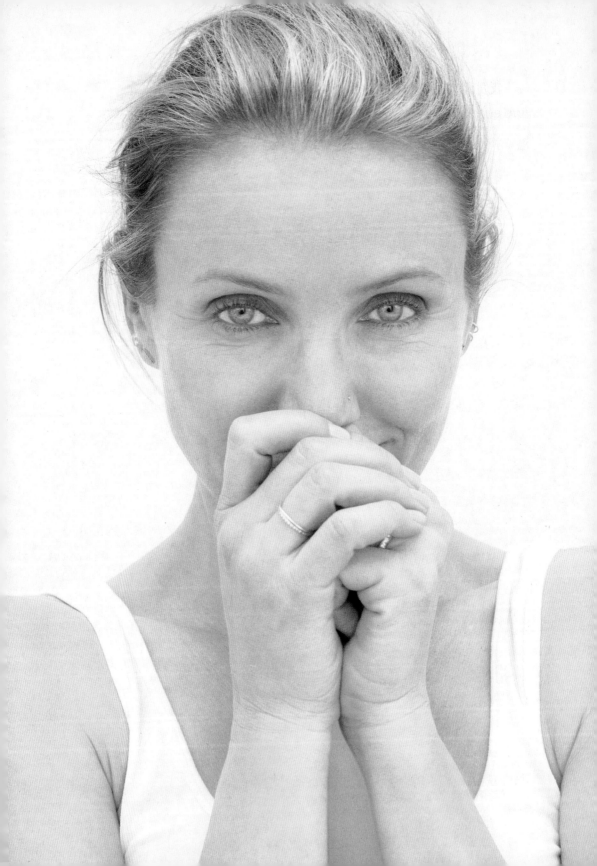

　　大约是在过 40 岁生日时，我开始思索，年龄意味着什么。这是一个人类的基本问题，一个我们到了某个时刻都会思索的问题。没有人能不受时间流逝的影响，总有一天，当你意识到生命如奔腾之水不断向前、永远没有回头路时，你就会开始思索这个问题。为此，诗人吟咏诗篇、音乐家谱写乐章、科学家设计各种实验，都在试图理解它。我们所有人都会思考，当我们衰老时，将会发生什么。

　　当我开始思考未来路途上可能发生的变化时，我已经在这具身体中住了 40 多年。虽然我在之前的人生中已经经历了足够多的变化，但我仍然无法不去忧虑未来的岁月还将出现何等天翻地覆的变化——我未能真正理解的衰老过程本身，和它将要带给我的改变。我曾亲眼看着一些我爱的人在痛苦中飞快地衰颓老去，这让我担心自己的宿命是否也会如此，或者，我是否还能希冀更好的命运。

　　就在那段时间前后，我开始写《你的身体，是一切美好的开始》。这本书聚焦于人类生活的各个基本方面，我把我在近 20 年中所学到的知识——关于营养、锻炼和养成持之以恒的好习惯等各种信息，以及一些关于身体健康的最新科学发现，都写进了书里。关于健身和饮食将如何改善我们的健康，我已经足够了解；而现在的我则在思索，我该如何在未来的岁月中仍然保持健康和强壮。当然，我们都想健康长寿。我们都希望能翻过更多页的日历，体验更长久的人生。但是如果失去了身心健康、活力和适应力，那么活得再久又有什么意义？

于是我给我的写作伙伴桑德拉·巴克打电话，《你的身体，是一切美好的开始》就是我俩的合作成果。我告诉她，我已经想好，我们的下一本书应该写写细胞衰老。

她笑了："好，这个容易。"

我得声明，衰老并不是一个容易谈论的话题——相关科学研究并不容易，亲身经历衰老也非易事。但无论容易还是困难，它总会发生，它现在就在发生。如果我们愿意，我们可以在很长一段时间中，对一些让人难受的事实避而不谈。但不可否认的是，衰老最终会占上风。通过更全面地了解衰老究竟是什么，弄清楚人类衰老的科学和生物学原理、人类衰老的文化和历史背景，我们能够更幸福地度过未来的岁月——这是我写作这本书的愿景。

这并不是一本关于如何延缓衰老的书。我不希望你生活在对衰老的恐惧中……我希望能改变女性看待和谈论衰老的方式。

一个令人难受的真相是，如果你试图假装生活是不真实的，那么你的生活就会变得更加艰难。为了对抗甚至逆转现实，你会浪费大量宝贵的时间和精力。而一旦你停止反抗，一切就会变得容易得多。青春是人生中一段美好的篇章，我们在年轻时的各种发现，都是无价之宝。我们将带着这些经验教训和美好回忆，迈入人生的新篇章。记住这些教训很重要，但学会放下过去迎接将来，也同样重要。

婴幼儿时，我们并不知道自己将飞快长大；进入青春期，我们也只了解那些大人想要让我们了解的信息，对自己即将面临的变化及应对之法却一概茫然。现在，终于轮到我们自己做主了：在迈入人生下一阶段之时，做好充足准备就是自己的责任了。我们可以集合在这些年里获得的资源、智慧和能力，制订一个"健康变老"计划，这个计划将让我们保持强健，还能让我们更了解、更关心我们自己，更好地将身与心相连、人与人相连。

在我们一起踏上这一旅程时，我想首先申明一点：这不是一本关于如何延缓衰老的书。我不会告诉你如何欺骗时间，或者如何用30天逆转衰老。一些关于衰老的书籍和文章中提到，最近取得了一些突破性发现，能让时光倒流；另外一些书籍和文章则会提供一些让你看上去更年轻的策略，或者告诉你，一些神奇的食品或补品是最新的青春之泉。本书并非如此，本书将退后一步，探究衰老过程究竟是何种机制，以及时间将如何影响我们的生理和心理——因为身与心的健康是不可分离的。

我希望，本书中的信息和观念能帮助你以全新的思维方式看待衰老。我不希望你生活在对衰老的恐惧中，或因身体的自然变化而备感受挫。我希望能重塑我们作为女性谈论衰老的方式。我希望能提供一个全新的视角，以更健康、更科学的态度来看待衰老问题，改写那些建立在恐惧和羞耻之上、渗透在我们文化之中的对话。

我希望你、我、我所关心的所有女性——包括那些我早已认识或从未见过的女性、那些刚刚迈入中年或比我们年轻得多的女性——能够在知识和信心的武装下，来思考、谈论这个问题，而不是在纯粹的恐惧之中面对它。我说的"知识"，是指掌握那些能让我们活得更幸福、更长久、更健康的真相。我说的"信心"，是指拥有能力驾驭我们的年龄，而不是躲避它，或因它而自责。我并不是说，衰老并不可怕。衰老很可怕，但我们现在可以做足准备，让自己更好地迎接即将来临的各种变化。

我也希望你能加入到这一关于衰老的新会谈中。从大量用于科研的公募资金、私募资金，到各种文章、播客、书籍——大家都急于了解，如何才能更好地应对衰老。人们似乎在一夜之间对这个问题产生了极为浓厚的兴趣，部分原因是这仍然是一个新话题。正如你将在后文中了解的那样，在人类进化史上的这一特定时刻，我们的期望寿命高于以往任何时刻。[1] 我们正在慢慢接受、了解人体老化的过程。

人体老化是一个全新的课题，让有关探索变得更有挑战性，也更激动人心。桑德拉和我抱着开放、好问、研习的心态，开始了这一探索之旅。我们和多位研究人员、医生和教育工作者交谈过，拜访过一些诸如美国国立卫生研究院这样的大学和科研中心。让我们惊讶的是，我们了解到，尽管人体老化学相对来说是一门新科学，但最科学、最前沿的一些保持健康和强壮的方法，其实既不新颖，也不复杂。

事实上，随着年龄的增长，我们能做的对自身最好的事情，恰好是我们最喜欢做的事情：吃好东西、锻炼肌肉、睡个好觉、爱其他人、开怀大笑、放松身心、找到生活中的乐趣。这些行为和活动，会让我们成为有趣、好奇、强壮的人。谁不喜欢和最亲密的好朋友分享一顿美食，或拥抱深爱的人呢？谁不愿意开怀大笑、长时间散步，或开始一次新的冒险呢？花点时间做个深呼吸，让一天的烦忧一扫而光如何？这听上去多么美好啊！

对我们来说，这就像一个天启。优雅老去的最好方式就是不担心变老，并且好好享受人生。

如今，我们已经比以往更深刻地了解，我们的身体是如何在细胞层面发挥机能的。因此，我们也能了解，食物、运动、休憩、冥想、社交、学习和其他生活中的消遣，是如何在我们的细胞中发挥作用，让我们变得更强壮、更健康。没错，开怀大笑一次，真的能对你的身体细胞产生积极影响；和好朋友们一起共度欢乐时光，真的对你的细胞大有裨益。

这些让生活更美好、更精彩的元素，都有益于你的健康。

　　这就是我们写这本书的原因：分享关于人体老化的科学，把你做选择时所需要的信息提供给你，让你能在走向衰老的同时，继续保持健康，这能有效减缓衰老的速度，并在某些情况下，修复已经造成的损害；帮助你理解这一日趋热烈的关于人体老化的会谈——我们的肌体都会老化，我们越早接受这个事实，我们就越有机会健康、快乐地慢慢变老。

　　在这一旅程中，有一件事值得我们高兴：尽管前方的道路是未知的，但你始终在沿着同一个方向前进——越来越走向你的内心深处。伴随着衰老的迹象一起出现的，还有成长的迹象，难道你没有看到吗？和10年前的自己相比，现在的你是否更强壮、更有见识，与你自己、你所需要的东西、你所爱的人与物更加契合？人生中会出现一些急转弯，在每个人的人生旅程中，都会错过几个弯道——但仍有美丽的风景。地平线突然变得开阔的那一刻，你可以尽情欣赏沿途美景，也欣赏自己为了到达此处所付出的艰辛努力。

开怀大笑一次，真的能对你的身体细胞产生积极影响；和好朋友们一起共度欢乐时光，真的对你的细胞大有裨益。这些让生活更美好、更精彩的元素，都有益于你的健康。

　　欣赏这些年中我们取得的各种进步——更有自知之明，积累了不少技能和智慧，和他人、和自我建立了良好关系——这些都是岁月赋予我们的特权。不可否认，衰退将伴随年岁增长而至，但年岁增长也能带来新的机会。也许随着我们年岁渐增，我们能变得更加强大——我觉得这个想法很棒，并且是正确的、有可能的。

　　研究衰老问题的新科学，将为这一切提供支持。

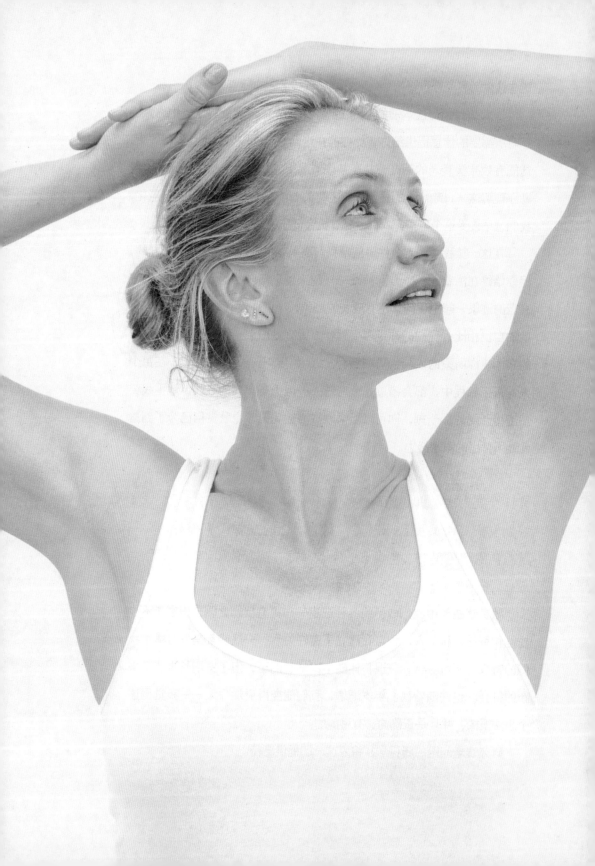

PART ONE

人生的风景线

生活在长寿的年代

THE SCENIC ROUTE

Living in the Age of Longevity

人这一生，最大的权利就是做自己。

—— 约瑟夫·坎贝尔（Joseph Cambell）

CHAPTER 1

美丽永恒，智慧无价

当我们谈论衰老时，
我们谈论的究竟是什么

我所在的行业一向痴迷于年轻，而人们已不再把我看成一个年轻女子了，尤其是当我年届 39 岁"高龄"的时候。我已经记不清有多少次记者们问我：作为一名女演员，害不害怕奔四？关于我年龄的问题，几乎每次记者招待会上都会出现——原来我们所有人，都那么害怕衰老。我们取笑它，也会将它看作悲哀、丑陋和危险。

在我看来，我们文化中关于衰老的一些谈话都是错位的。我害怕迈入 40 岁吗？那些在镜头前问我年龄问题的人，并非想知道，我是否会担心 40 岁健康不再；他们并非在关心，我的器官是否会受到衰老的影响；他们并非在问，对我——一个女人、一个人、一个终将一死的生命有机体——来说，衰老意味着什么。

他们想问的是："你的演艺生涯行将结束，因为你看上去再也不像 25 岁的年轻女孩了，对此你害怕吗？"

这些人在我仍然自我感觉良好时，就向我暗示，我已经走到了穷途末路。有趣的是，他们真的帮了我一个忙。他们启发我开始思考：什么是衰老，它会对我产生什么样的影响？我得出的结论是：只要我能走向衰老，我就是幸运的。因为，并不是所有人都有机会走向衰老。有的人还没来得及庆祝下一个生日，就匆匆辞世了。

因此，对于那些记者的提问——随着我的外貌改变，我对自己的看法会发生什么样的改变——我的回答是，走向衰老是一种特权，也是一份馈赠。我相信，真正的美丽会随着我们走向衰老而增值，而非贬值。它会走向兴盛，而非趋于凋谢。随着年龄的增长，我对真正的"美"形成了一种更加细致入微的理解。美并不是与生俱来的，而是慢慢形成的。

在我开始人生的下一段征程时，我为往日所经历的一切感到骄傲，并对前方未知的一切充满好奇。我不知道我的未来生活会是怎样的，但我已经做好了准备。因为，我比多年之前更了解自己，我相信自己能做出明智的选择，至少我会为此竭尽全力；因为，我重视那些我学到的经验教训，特别是在过去十年中的所得，我也盼望看到，未来的十年会给我带来何种全新的认识。

我相信，真正的美丽会随着我们走向衰老而增值，而非贬值。它会走向兴盛，而非趋于凋谢。随着年龄的增长，我对真正的"美"形成了一种更加细致入微的理解。美并不是与生俱来的，而是慢慢形成的。

你从哪儿学会扮美自己

我的第一个关于"美"的偶像是我的妈妈。我的妈妈是一个美丽的女人——我并不觉得自己这样说有失公允。她一直拥有饱满的嘴唇、容光焕发的肌肤，还有一双吸引人的蓝中泛着深灰的眼睛。她拥有一种自内而外的美。因此在我看来，她永远不需要涂脂抹粉。但和大多数女人一样，她也会每天给她的脸化妆：让眼睛更加醒目，脸颊更加明亮，睫毛更加浓密。化妆是她每天的功课，对此她非常熟练，每天早上化妆花的时间几乎一模一样，化完妆后的脸蛋看上去也几乎一模一样。更让我印象深刻的是，她化的妆虽然很淡，却能锦上添花，让她更加明艳、光彩照人。

小时候，我和姐姐非常喜欢看妈妈完成这一日常仪式，并迫不及待地盼望自己快快长大，好学习给自己化妆。等我们长到可以涂脂抹粉的年龄，就立刻开始打扮自己。我的妈妈善于略施粉黛，但我俩的技术就不太行了。很多次，姐姐和我打扮得就像一对花孔雀。直到多年之后，我们才学会改善自己的手艺，不再乱抹乱涂。而等我真正明白化妆的意义，还需要更多年。

现在我已经明白，自我修饰是一种自然本能。全世界的男男女女都会投入这样的"美丽仪式"中，让自己更有魅力。在坦桑尼亚的塞伦盖蒂草原，马塞族的勇士会用他们的部落服饰隆重打扮自己：从头到脚装扮上珠宝和华服，在脸上涂上色彩，把头发编成精致的发辫。一部分装饰是为了彰显地位，而另外很大一部分则只是为了美观——但无论如何，盛装打扮的目的是能够脱颖而出、吸引女子。一位勇士用来精心打扮的时间，经常需要整整一周！对一个需要负责保护家中牲畜和家庭成员安全的男人来说，这是相当多的时间了。

我为什么要在一本献给女性的书中大谈特谈男人的"美丽仪式"呢？因为这能帮助我们明白，让自己赏心悦目、脱颖而出的愿望，并不会受年龄、文化或性别的限制。实际上，这样的愿望并不局限于人类。动物也有扮靓自己的本能，比如那声名狼藉的孔雀——我少女时代尝试化妆时的对照物。昆虫受鲜艳花朵的挑逗，为其远远近近地传播花粉；动物被茂盛的树木和藤蔓用成熟美丽的果实引诱，帮助它们把种子散播到远处。天下万物，从鸟儿到蜜蜂到人类，都无可救药地会被鲜明闪亮的色彩吸引，这就是大自然把色彩用到极致的原因。

在动植物的王国中，美丽是进化的需要。但对人类来说，美丽还意味着更多。服饰、装饰品和化妆品能够成为一种表达自我的方式，引发归属感、融入感或突出效应。美丽是我们共有的本能，但我们对美丽的定义、对自己或别人的期望，却是已经定型的，且在一定程度上受到文化和社会价值观念的影响。

为了让自己更美丽，我们能做些什么？我们一生中会受到各种观念、信息的包围和轰炸，年轻时甚至会不知不觉地全盘接受这些观念和信息。

那青春的光彩

为了让自己看上去更成熟，姐姐和我在 15 岁时，会给自己抹上火辣的粉红唇膏、闪亮的蓝色眼影——当时的我们并不懂，大多数女人化妆其实是为了把自己扮嫩。在十五六岁的花样年纪，大自然的馈赠总是格外慷慨：还带着婴儿肥的圆润脸颊、没有受到地心引力影响的身材，还有光泽亮丽、如丝缎般的秀发。然而，作为敏感的青少年，我们从来不认为自己漂亮。

其实，很少有女性能及时、全面地看到自己的优点。我想我们都有过这样的体验，看着一张 10 年前拍的照片时忍不住想："哇！我那时候真是年轻貌美！可是那时的我从没觉得自己美过，为什么当年的我意识不到自己有多棒呢？"你当年没能充分欣赏自身美貌的原因是，你没有思量过你正处在人生中的哪个阶段。你认为自己"老了"的那一刻，也许是在 25 岁，也许是在 35 岁，也许就在现在。那一刻是你至今为止最老的一刻，也是你从今往后最年轻的一刻。10 年之后的你看着今天拍的照片，也会忍不住感叹照片中的自己是多么年轻，并且仍然想不明白，为何当年的自己根本意识不到自己是如此年轻。我们所有人都是这样。

当你拥有种种年轻的特质时，你也许不会想到，青春无法永驻；你也许难以想象，总有一天你会发现自己肌肤不复光滑、头发不复亮泽；你也许无法预见，你的身体将在某一时刻输给地心引力。但我们终将意识到自己正走向衰老，这个时刻终将到来，或许就在我们发现自己的第一根白发、注意到镜中的笑纹时。那些改变似乎都是在一夜之间发生的，在那一刻你也许会问自己：这到底是怎么回事？

亲爱的姑娘，这些发生在你身上的事，其实也正发生在所有地球生物身上。所有生物都会衰老。有的生物只要一天就会衰老，比如蜉蝣；有的生物可能要经历 250 年才会衰老，比如巨型陆龟。只要我们成熟到能繁衍后代[2]，衰老就会接踵而至。随着时光飞逝，我们的细胞也在不可察觉地发生着变化。日积月累之后，这些变化就会慢慢反映在外貌上：几缕白发、几条皱纹，等等。

并非只有现代人才会花尽心思试图让青春永驻——只要去问问庞塞·德·莱昂（Ponce de León）就知道了。事实上，驻颜术已经存在了上千年。有些方法非常粗鄙或怪异，有些则依赖于死人（这真讽刺），还有一些方法更讽刺——它实际上会让你一命归西。以下就是抗衰老行业的简史。

公元前 70 年	古埃及
据说埃及艳后克里奥佩特拉喜欢用尼罗河的鳄鱼粪便做面膜。	使用含铅的眼线笔 [3]，这种重金属会诱发皮肤病、不孕或死亡。

1513 年	1600 年左右
庞塞·德·莱昂踏上了寻找青春之泉的旅程，最后他来到了佛罗里达 [5]（目前是美国老年人比例最高的一个州）。	据说，匈牙利王国的伊丽莎白·巴托里（Elizabeth Bathory）女伯爵用处女之血沐浴以保青春不老，几个世纪以来的吸血鬼传说由此而生。

1906 年	1992 年
美国国会通过了《纯净食品和药品法》，法案中指出，美国人必须停止在脸上敷涂有毒物质（如铅）的做法。	为消除额头皱纹，人们开始注射肉毒杆菌 [8]。我们开始将毒素打入脸中，而不仅仅是涂在脸上。

古希腊	古罗马
通过敷涂一种白色的面霜追求肌肤年轻，这种面霜中含有——你猜到了——铅。	依赖尿液中的氨[4]美白牙齿。

15～19 世纪	1905 年
欧洲人并没有从罗马帝国的覆亡中吸取教训，他们使用一种有毒的含铅面霜以求肤色白嫩——年轻夭折堪称永葆青春的好办法。	外科医生开始提供皮肤拉紧术，做法是：在脸侧打开几个切口[6]，将皮肤往后拉。拉皮术诞生了。这方面的第一本教材一年之后在芝加哥出版。[7]

2010 年	2015 年
原材料怪异的面膜开始流行，仿佛倒退回了埃及艳后的鳄鱼粪便驻颜术时代。在网上可轻易买到蜂毒面膜和胎盘面膜。[9]	英国一个女人说，为了防止长皱纹，她将坚持 40 年不展笑颜。[10]其他女人对此一笑置之。

能让人看似年轻好几岁的办法，当然多的是。美国女人每年用于化妆的支出，高达 300 亿美元。[11] 我也和大多数女人一样：我已化了超过 1/4 个世纪的妆；我会花数小时在沙龙中剪发、染发；我拜访过皮肤科医生无数次，尝试过他们宣传的各种驻颜术，从面霜到激光到肉毒杆菌到填充针剂不一而足。这一切都是为了让青春和美貌永驻。许多美容产品和美容术的确没有让我们失望。它们让我们光彩照人了一点、丰满了一点、光滑了一点、美貌了一点。它们让我们的外表看上去更年轻，从而让我们感觉内心也更年轻了。这并没有什么错。

但是，尽管一些巧妙的驻颜术能让你看上去光彩照人，像是你在过去的 10 年中每天都睡足了 8 小时，但你体内的细胞仍然知道，这些年中你到底睡了多少时间、醒了多少时间。看上去更年轻，和"抗衰老"并不是一回事。让我们的头发变靓丽、让我们的肌肤变光滑的本领，并不能改变一个事实，那就是，我们的身体每天都在走向衰老。

相信我，我知道，你很容易沉湎于自己镜中的模样，并将它作为衡量自己衰老程度的标准。可是，就因为你看上去比你的朋友年轻一些，并不意味着你的身体没有劳损。衰老是一个过程，我们都将经历这一旅程。在你踏上这段旅程时，我想让你了解的是，衰老并不仅仅关乎你的脸蛋（或你的脖子、你的上臂、你的双手……），而是关乎你的全身。你如何照顾你的整个身体，将由内而外地影响你身体的每个部位。

关于衰老的新对话

我所在的行业，对当今社会看待衰老方式的形成，负有很大一部分责任——这个行业提醒我们，年长是丑陋的，年长带来贬值。这个信息从四面八方呼啸而来。每天，我们都会在各种杂志、公交车站、商店橱窗、广告牌，还有家中的电视或网络中，看到这些信息。无论你看向何方，这个信息一直在响亮而清晰地对女人广播："赶紧行动，现在就买，改变你的模样，这样你就不会屈服于时间的蹂躏。无论如何，永远别让自己变老。"

在我们的一生中，我们不断收到各种信息，告诉我们该如何扮美自己。就连十多岁的女孩儿，也收到了不少关于如何让她们更有魅力的信息。各个年龄层的女人都遭到了大量信息的炮轰，这些信息宣传着各种美丽标准，让她们感到自己很邋遢，或让她们觉得自己必须做出改变。但是，随着年龄的增长，这将变得越来越有挑战性，因为那些信息开始暗示，我们应该比实际年龄更年轻，但这是不可能的。这怎么能让人安心呢？

走向衰老这一生理现实，总有一天会给我们所有人带来真实的、真正的挑战。衰老的一些外在表现是对话的一部分，但并不是全部。来自社会的压力鼓励女人否认衰老或假装其并未发生——像是我们应该不受时间流逝的影响——让衰老变成了一个更加痛苦的挑战。

我认为，改变这一关于女人、衰老的对话是完全有可能的——可以从我们现在所进行的交流开始。别再悄声议论，彼此看上去不再像25岁了；让我们鼓励彼此之间进行敞开心扉的真正交流：我们有什么感受和想法？担心的是什么，希望的又是什么；让我们达成一致：重视一个优秀的母亲、女儿、姐妹、妻子、朋友、同事、良师益友的价值，而不是表现得像是，这些成就没有光滑的肌肤、紧致的翘臀那么重要。

让你自己显得更年轻的方法很多，但根据我对我熟识的女性的观察，让自己感觉更年轻的唯一办法是，接受你正在慢慢变老这个现实，并且泰然处之。十几岁的青少年和那些蹒跚学步的幼童的外貌有天渊之别，50多岁的女人和20多岁的女人的外貌，当然也有天渊之别。这是健康的，这是正常的。

说到这儿，我想提出另一个观点：我希望所有女性作为一个群体能够认可，一个女人所经历的每一个人生阶段，都有其独特的美。让我们提高我们的审美标准，并且不要忘了，学习、成长和仁爱善良才是我们的朋友、姐妹、母亲，还有我们自己，真正重视和欣赏的东西。

　　我们不需要模仿那些无时无刻不在包围着我们的理想形象。我们不需要接受那些隐藏在经过美化的照片后的错误信息。我们可以选择自己的行为榜样——那些鼓励我们成为最好的自己，而不是最好的别人的女人。我们可以成为最健康、最有活力的自己。

对真美的欣赏

　　多年来，我在我的"美丽日常仪式"中尝试了不同方式的脸部化妆。不同的妆容折射出不同的美丽标准，也反映了我在那个人生阶段对于如何扮美自己的看法。随着年龄的增长，我意识到，我不仅能精进使用眼线笔的技巧，还能完善自己看待美丽的方式。

　　现在，当我说一个女人很美丽时，我指的是她拥有恰到好处的骨结构、明媚的双眸、精致的发型、紧实的肌肉、美好的曲线吗？也许是。但更有可能，我指的是她活力四射、精力充沛，散发出一种对自我、对世界的理解和接受之美。随着我迈向50岁，我想赢得我人生中的下一座里程碑。我希望在这段旅程中的每一天，都能体验新生活，学到新东西。我能够坦然接受，50岁的我，不再是现在的自己。但我希望，那时的我，能够更睿智、更强健、更慈悲、更关注我周围的世界。在我想象自己逐渐变老时，我希望能聚焦于这些，而不是执拗于年轻、过往，执拗于我永远无法回归的自我形象。这是我对我人生的期待：不是回顾过去，留恋我曾经拥有的那些，而是展望未来，关注自己在未来的成长。

最近我参加了一次亲友聚会，在场的女性来自各个年龄层，包括襁褓中的婴儿、刚学步的幼儿和笑闹着的儿童，膝盖圆圆的 11 岁女孩和十几岁的更从容一些的姑娘，还有 20 多岁、30 多岁、40 多岁、50 多岁、60 多岁的女性。我不由得想，不同年龄的女性的美是多么千变万化、各具特色啊！她们的笑容、肤色、头发、做手势的姿态，她们把手搭在别人肩上的模样，笑着递刀叉、餐巾纸的动作，都是独一无二的。她们展现了各种各样的美，她们的美和年龄无关，而和她们各自散发出来的光芒有关，和她们看待世界的方式、在这个世界中的生活方式有关。

在场的有一个女子，我们认识的时候都只有十六七岁。她曾经是一个魅力四射的女孩，现在的她仍然魅力四射。看着她沐浴在阳光中的模样，我忍不住想：我们一起从小女孩长大，在过去的几十年里我拥有她，在今后的几十年里我们仍将一起走过这段美妙的生命旅程，这种感觉是多么美好和激动人心！我的妈妈也在那儿，她总是那么美，并不是因为她的化妆技巧有多高超，而是因为她微笑的模样能让周围的人得到宁静与被关爱的幸福。她是一个美丽的女子，因为她和蔼、慷慨、充满爱心、脚踏实地、淳朴真实。

我越来越深刻地发现，我周围的这些女人，并不是依赖化妆术让自己看上去更年轻。她们都是重视保养心灵、身体与精神健康的睿智女子。她们有的体格强健、精力充沛；有的永远散发着青春的光彩；有的古灵精怪、富有幽默感，让自己一直笑对人生。但有一种东西肯定是她们所共有的，那就是从容感，让她们能够坦然面对不可预测的人生旅程，让她们一直拥有鲜活的生命力，让她们能用自己多年来不断积累的智慧迎接每一个新的挑战。她们已经成为她们注定会成为的女子。

那是真正的优雅；那是真正的美丽。

CHAPTER 2

你如何拥有了更长的寿命

关于长寿的故事

几年前，我的两个朋友贾德·阿帕图（Judd Apatow）和莱斯利·曼恩（Leslie Mann）拍了一部非常有趣的电影，片名是《四十而惑》。影片探讨的是中年危机和随之出现的婚姻问题，这部电影非常吸睛的一大原因是，它既幽默又辛酸地抓住了大众文化中的一个流行题材。说到"中年危机"，大家都很熟悉——年过 40 后的苦苦挣扎；在接受自己正在慢慢变老这个事实的同时，仍想竭力保持年轻和时尚。但"中年危机"这个词有一点很有意思，就是它的限定词是"中年"，因为"中年"意味着我们都已大胆设定：40 多岁已到中年。

我们也许会觉得，进入 40 岁意味着我们渐渐变老了。而事实是，在以前，40 岁其实已经很老了。它可不是"新一轮的 30 岁"，而是意味着进入老年。因为，在 1850 年，美国女性的预期寿命只有 40 岁左右。而在不到 200 年之后，这个数字已经翻了一倍！翻了一倍！

我必须得说——当我了解到，哪怕仅仅数十年前，我这个年龄的人，会被认为已经很老了的时候，我简直大吃一惊。40 岁在过去意味着生命的终点，而现在，这个年龄更像是职业发展和组建家庭的跳板时期，是学习新知识、谋求个人发展的关键时期。如今，40 多岁的人正忙着努力工作、打造自己的事业、巩固感情组建家庭，接受马拉松长跑训练、学习如何莳花弄草、如何自制果酱，等等。或者，他们已能养家糊口，开始进入人生的第二个阶段。如今他们已经卸下了养儿育女的沉重包袱，将再次把全部精力集中于个人的发展。

我们宣称，40 岁是 30 岁的延伸，而不是 70 岁的序幕——我们是第一代敢于这样宣称的人。我的很多 40 多岁的朋友，会开玩笑说他们老了，但他们坦言，其实他们觉得，自己总的来说还很年轻。他们是史上第一代承认这一点的人。这并不是说，我们不会收到身体发出的一些细微暗示——暗示我们变老了，而是我们的身体开始以一种全新的方式和我们沟通，有时候还会提出一些全新的需求。我非常清楚，当我 45 岁时，我已不再拥有 35 岁时的选择空间。我常常试着回顾我做出的那些日常选择，检验它们能否给我带来幸福安康，并思考在哪些方面我还需要改进，哪些方面我可以略微放纵自己一点。在那段时间中，我能比平时更迅速地观察到、感受到这些选择对我的肌肤、肌肉、精力和情绪的影响，无论那是正面影响还是负面影响。但是，此刻，我仍然拥有充沛的精力、强壮的肌肉，我将努力让这种状态保持下去。而且我很清楚，如果我希望能在将来健康地步入老年，那么通过这些努力所形成的约束和力量，是我将来需要的资产。

我们也许会觉得，进入 40 岁意味着我们渐渐变老了。而事实是，在以前，40 岁其实已经很老了。它可不是"新一轮的 30 岁"，而是意味着进入老年。40 岁是 30 岁的延伸，而不是 70 岁的序幕——我们是第一代敢于这样宣称的人。

我将继续这样努力，因为我知道，能够多活几十年，并在那些年中继续学习和成长的机会，是当下才有的。如果40岁仍然是生命的终点，而不是一个新阶段的起点，那我就没有机会体验婚姻了。我将被埋在6英尺下的一堆泥土中，而不是带着对人生的挚爱，计划如何度过未来的40年。然而，很多人并没有愉快地庆祝自己的40岁生日、欣赏并感恩这额外的时间，而是选择了撒谎、隐瞒自己的真实年龄。作为女性，我们一直以来普遍认为，衰老是一件可耻的事。我们的社会文化让我们感到，衰老——特别是外表比实际年龄苍老——是一种可耻的失败。

当桑德拉和我了解到，在165年前，我们的姐妹们年仅四十就已行将就木时——正是我俩当下的年龄，我们改变了对中年的看法。我们会随着年岁增长而慢慢露出老态这个事实，根本就不是什么失败。我认为，也许这恰恰代表着人类史上最伟大的成功。

中年危机应该改成中年庆典

为了理解为何该把"中年危机"改成"中年庆典"，我们需要先往后退一步，回顾一下人类历史，并回顾一下我们自己的人生故事和家族往事。在过去的百年中，医学已经取得了长足的进步，让我们所有人受益匪浅。如果我们提早出生100年，我们中的许多人也许已经不在人间了——包括我，也包括桑德拉。

我们会随着年岁增长而慢慢露出老态这个事实，根本就不是什么失败。我认为，也许这恰恰代表着人类史上最伟大的成功。

在我三个月大时，有一天醒来后，发起了低烧。我妈妈叫来了医生，并说她会在当天一直监护我。我的体温不断上升。中午到来时，我已经烧得很厉害，她不需要体温计，就能判断我一定病得很重。她打电话给我爸爸，让他在医院等我们。到了医院后，医生很快给我诊治。急诊室的医生给我开了点药，我的父母把我送回家中，没过几天，我就完全康复了。在桑德拉小的时候，她的母亲发现她长了红疹——一些小红点点。他们赶紧送她去儿科诊所，医生诊断她患了猩红热，并给她开了一些抗生素。几天后她就没事了。我们出生在一个能够轻易获取青霉素的年代，那是我们的运气。在那些缺乏现代医药的岁月中，小小的发烧往往就会导致儿童死亡。[12]

还有那些没有那么戏剧化的伤病、那些几乎没有引起我们注意的小插曲呢？如果我被割伤了，我不需要考虑太多。我会用过氧化氢清洗伤口，然后厚厚地抹上一层消炎药膏，过上一周左右，伤口一定已经痊愈了。但是，如果没有这些可以直接从药店买到的抗菌药和抗生素，那么危及性命的感染[13]就会乘虚而入。以前的人会因小小的擦伤割伤死于非命；而你我都非常确定，这样的小伤毫不碍事，无须多想。

我们都会遇到小伤小病——膝盖擦伤、被邻家小孩传染的小毛病、耳痛、喉咙痛，这些都无大碍，只要去医生那儿跑一趟就能安心。药丸、药膏和注射剂常能挽救我们的生命，但在人类历史的绝大多数时间中，小小割伤引起的感染，极有可能会引起败血症。肺炎和链球菌性喉炎甚至小小的腹泻，都有可能会危及我们的生命。

如今，在西方世界，那些历史上曾给人们带来可怕威胁的疾病，几乎都根除了。那些曾让国王和王后殒命的疾病，再也不会给我们带来麻烦。我们现在所处的这人类历史长河中的短暂一瞬，是史上唯一一个人类不必生活在对天花的恐惧之中的年代。我们能够如此幸运是因为，普通人和医生对一个问题充满了好奇心：我们怎样才能生活得更好？他们勘察研究我们的生活环境，然后将他们所了解的知识付诸实践，因此我们才能更加健康地活着。

从许多方面来看，衰老是现代社会才出现的一种现象，这就是个中原因。让人着迷的是，我们的 DNA 和我们的祖先几乎一模一样，但相比之下我们却要长寿得多。从遗传学方面来看，即便是在古罗马，如果一人能获得适当的营养、充足的睡眠，并且能远离疾病、战争、狮子和斗剑士，也能活到高龄。但当时古罗马的生活环境，让庆祝八十大寿成了一个遥不可及的梦。实际上，在 20 世纪前，世界上绝大多数地方的绝大多数环境都是如此。

对抗无形的敌人

延长预期人均寿命一役所取得的第一次重大突破是，发现那些无形的敌人——我们周围大量存在的微生物。它们密布于空气中、我们的肌肤上、我们的食物中——而且它们极有可能会让我们生病。细菌和病毒是两种不同的微生物，如果不借助显微镜，我们的肉眼无法识别它们。它们能轻而易举地在有机体之间传播，或者通过食物、水或空气传播。大体上说，一切你去过的地方、一切你吃下的食物、一切你接触过的人，无一例外都是这些微生物的携带者。

细菌是一种微乎其微的单细胞生命有机体，它们拥有在恶劣环境中蓬勃生长的惊人本领，无论是地球上最寒冷的地方，还是最炎热的大洋底部的火山口，都有它们的足迹。有的细菌是致病菌，能让我们得重病；有的细菌会引起霍乱、肺结核和淋病等多种疾病。只需用肥皂和温水洗手，几千年来，天花一直是人类的头号公敌。[14] 在波斯、印度和中国的古代医学典籍中都有记载，人们还在古埃及的木乃伊中发现了天花病毒。人们甚至还认为，就是天花病毒导致了古罗马帝国的第一次衰亡。[15] 当十字军横扫欧洲大陆时，他们也把天花病毒带回了自己的国家。后来，当欧洲人迷恋上发现新大陆后，他们派遣探险者和传教士远渡重洋，来到美洲新天地，这时天花也搭上了他们的顺风车。

在英国本土和美洲新殖民地，天花让无数的人命丧黄泉。重症天花患者的死亡率在 60% 左右。在 18 世纪的英国，每年有 40 万人死于天花，并且无药可救。[16]

但在中国、土耳其和非洲国家——这些国家一直遭受着天花的无情肆虐——一种传统的"民间"疗法却能力挽狂澜。早在公元 1100 年，中国人就发明了疫苗接种法。人们发现，那些患上天花却存活下来的人，体内产生了对这种疾病的抵抗力。于是，医师开始将染有天花病毒的针头扎入健康人体内，故意让健康人体受到病毒感染得病。这一疗法不仅能帮助病人从这次感染中康复，还能让他们在未来获得对天花的免疫力。

土耳其商人曾经试图将这一疗法告诉欧洲人，但英国人并不买账。要想西医接受天花接种，还需要一位倡导者和推崇者，此人就是玛丽·蒙太古女士（Lady Mary Montagu）——英国驻土耳其大使的夫人。

1715 年，蒙太古女士随丈夫前往君士坦丁堡，她的这一旅程改变了整个世界。在土耳其，蒙太古女士了解到了当地人对付天花的法子。

"每年秋天，会有一些老妇人专门为大家接种天花疫苗，老妇人会带着一个布满最厉害的天花病毒的小容器，问你想要把针扎在哪一根静脉上……随后，她会立即将一个粗大的针头，扎在你所指定的静脉中……并将针头上的大量天花病毒注入你的血液中。"

蒙太古女士自己也深受天花病毒之害。天花让她的哥哥死于非命，并让她永久性地留下了满脸的疤痕，这些疤痕似乎每天都在提醒她，如果她的孩子感染了天花，会有多么可怕。她愿意竭尽所能保护她的孩子们。

她先让大使馆的医生给她的幼子接种疫苗。接着，她把这一疗法带到了英国。她让那位医师当着一群宫廷医师的面，给她的幼女接种。最后，人们终于普遍接受了这个疗法——它就是现代天花接种术的前身。[17]

就能消灭许多有害的细菌。但在 19 世纪中叶以前，人们只在手很脏的时候才会洗手。他们从没怀疑过，一支看不见的细菌大军，有可能会瞬间毁了他们美好的生活。

在人类和微生物的大战中，一向都是微生物得胜，直到现代才扭转了这一局面。为了延长人的寿命，首先，医生们必须知道，人类所得的许多疾病，其实都能归咎于潜入我们体内的细菌和病毒。为了研制出能够消灭细菌、拯救生命的药物，他们首先得彻底了解那些肉眼无法看见的小东西。

在弄明白了这些问题之后，他们还得打赢另外一场战役：他们得说服人们，他们说的是对的。

关于洗手的革命性观念

在 19 世纪中叶的欧洲，每 200 个产妇中，就有 1 个活不到第二年。许多产妇会得产褥热——一种生殖器官的感染，这种病常会导致病人死亡，而当时的人们对它早已习以为常。[18]

但是有一位医生不这么想，他决心弄清这究竟是怎么一回事。1860 年，维也纳医院中一位名叫伊格纳茨·菲利普·泽梅尔魏斯（Ignaz Philipp Semmelweis）的医生发现，在医院的两间产房中，产妇感染产褥热的比例相差悬殊。在由医学院学生助产的那间产房中，产妇感染产褥热的比例，是另一间由助产士助产的产房的 3 倍。

尽管院长让他别插手这事，泽梅尔魏斯还是想查个一清二楚。为什么会有这么多产妇和婴儿死亡？为什么由助产士助产的那些产妇，存活率高于另一间产房中的产妇？

- **预期寿命（life expectancy）**：一个在特定时代、特定环境中出生的人，根据预期能活多久。
- **寿命（life span）**：一个生命个体实际上活了多久。
- **最长寿命 / 寿限（maximum life span）**：一个物种记录在案的最长寿命。
- **健康寿命（health span）**：你人生中的健康年份。
- **长寿（longevity）**：你能活上多久。
- **强壮程度（strongevity）**：在你漫长的一生中，你有多强壮。

泽梅尔魏斯发现，尽管助产士的确比医学院学生受到了更好的训练、经验也更丰富，但接生技术并不是决定病人能否存活的唯一原因。别忘了，那时还没有人明白，细菌传播究竟是怎么一回事儿。在踏进产房、辅助接生之前，这些医学院的学生并没有多加考虑，他们之前去过哪儿、做过什么。但泽梅尔魏斯医生注意到了这一点：他们之前在课堂上解剖那些患病死亡的人的遗体。这就是原因。那些学生离开解剖室后，直奔产房，连手也不洗。他们就这样传播了细菌，并引起了产妇感染。

后来，泽梅尔魏斯让学生们在做手术前洗手，产妇和婴儿的死亡率大幅减少了。产褥热曾是产后感染的罪魁祸首，而现在这一疾病在发达国家中几乎绝迹了。[19]

泽梅尔魏斯引入了"消毒"这个概念：给你的手消毒，消灭皮肤表面的细菌。他的发现彻底颠覆了人们对病菌和疾病的理解。这是一场影响人类寿命的关键性革命，它让妇女和婴儿有了更多活下来的机会。正是因为泽梅尔魏斯医生的调查，现在美国境内的每个洗手间中，才会贴上让人们如厕后洗手的告示。

另一个重大突破是盘尼西林等抗菌药物的发明。在 20 世纪中叶之前，就连修剪自己家中的玫瑰园，也能成为一项危险的消遣活动。抗生素的发现，改变了人们的生存方式。随着研究人员攻克细菌，儿童、年轻人和女性才有机会活得更久。[20] 在盘尼西林发明后，人类的平均寿命又延长了 10 年。

随着更多的人走向衰老，伴随衰老而产生的疾病，比如心脏病，代替传染病，成了人类的头号杀手。[21] 到 20 世纪 50 年代时，随着人们战胜各种传染病、活到 70 多岁的人达到空前数量，心脏病成了美国人的头号致命疾病，如今仍然是，部分原因是，尽管科技的进步使预期人寿得以延长，但一些新颖的现代便利物品也能破坏人体的健康，比如一些加工腌制食品，还有一些易使我们久坐不动的工具和设备。

人类的寿命是何时变长的[22]

年份	女性预期寿命	男性预期寿命
1850	40	38
1900	51	48
1950	72	66
2000	80	75

心脏病治疗的进展

在 20 世纪 50 年代之前，心脏病的病因一直是医学界的一个谜团。绝大多数理论都建立在凭空猜测的基础上；对于如何预防这一杀死了这么多美国人的疾病，真正有洞见、有意义的研究少之又少。随后，1948年美国国立心脏研究所（美国国立卫生研究院的分支结构）发起了一项研究，这一研究至今仍被认为是当年最伟大的科学成果之一：它就是弗明汉心脏研究。[23] 在马萨诸塞州弗明汉，有 5000 多名年龄介于 30 ~ 62岁的男女，被选中参与了这一纵向实验研究。实验人员每隔两年测评一次这些实验对象的健康状态，历时数十年。（这一研究目前仍在继续。1971 年，另有 5000 多人报名参加了这一实验，他们是原先那组实验对象的子女辈。2002 年，最初的那组实验对象的孙儿辈，也纷纷签名参加这一实验。）通过长期跟踪研究这些实验对象，研究人员发现，心脏病的常见致病因素包括:高血压、吸烟、高胆固醇水平。作为纵向研究的一个模型，弗明汉研究使医生们能尽早发现易患心脏病的人群[24]，并尽早采取预防措施。这也是第一项将女性纳入研究对象的大型研究[25]，这一点非常重要，在下文中我们还会详细谈到。

在弗明汉研究刚开始时，对于那些伴随衰老产生的疾病的治疗，主要的治疗方针是舒缓症状、减轻病痛，而不是从根本上治愈疾病[26]。但是，到 20 世纪 50 年代时，医生们在外科手术方面取得了新的进展。"二战"中获得的经验，让外科医生认识到，应该对外科手术进行细化分类。医生们对诊断工具、麻醉和输血增进了了解[27]，并有了近距离接触。此外，抗生素的广泛使用，让一些风险极高的外科手术变得相对安全了。外科医生比以前更有信心了，他们准备一展身手，而首先被提上日程的，就是心脏病的治疗。

到 20 世纪 60 年代时，已经出现了心脏移植手术。[28] 在 1965 年前后，一只黑猩猩的心脏被移植到了人体之中。在 60 年代晚期，第一颗人类心脏被成功移植到病人体内。[29] 这些前沿技术，还有心脏重症室的设立、治疗高血压方案的出台，以及对冠状动脉疾病的响应速度的大幅加快，都在一定程度上缓解了心血管疾病造成的威胁。

从 1950 年到 20 世纪末，尽管心血管疾病始终是美国人的头号杀手，但死亡率已经降至之前的一半。[30] 与此同时，细胞生物学的研究正在深入。更为科学的诊断和治疗方案，往往受益于生物化学和心理学方面的研究成果，比如超声波和电脑断层扫描（CT）。科学上的每个进步，都给医生和科学家带来了机会，使他们能更复杂深入地了解人体。于是人类的预期寿命延长了。[31]

对当代人来说，寿命还有可能进一步延长。对于不少伴随衰老产生的疾病的病因、如何进行对症治疗、如何预防那些疾病，我们如今有了更加深入的了解。通过现在的一些测试，医护人员能赶在癌症及其他慢性病发生恶化、危及病人生命之前，检测并准确诊断这些疾病。可备选用的治疗高血压的药物种类也非常之多。此外，就像现在无人不晓的，勤洗手能有效遏制细菌的传播一样，世人中不了解吸烟有害健康的可谓寥寥无几。

我们能够庆祝这多出来的一年年的节日、假期、生日和纪念日，并不是因为，在我们基因中出现了一个意外的或偶然的变异，而是人们对这个世界及其存在的威胁，有了更加深入的了解；这是无数科研人员在各所大学、各家医院和其他学习中心努力研究、每天都问"为什么"的结果。多亏了这些在过去 150 年中人类所掌握的知识，我们才能随口将我们的 40 多岁称为"中年"——而且我得说，这么称呼绝对是 100% 准确的。

很多医生都说，让人们拥有健康体魄最难的一点在于，如何让他们乖乖听话——医生可以告诉我们，该如何善待自己的身体，也能给我们开出药方，但他们无法让我们遵从他们的建议。

在过去的几十年中，公共健康官员们一直都在努力让公众意识到，吸烟、缺乏锻炼和食用垃圾食品是不健康的。尽管他们已经尽力了，但仍有将近 20% 的美国成年人至今还在吸烟[32]；另外，有近 70% 的成年人肥胖或超重[33]；只有不到 40% 的人，坚持每日食用推荐的 5 份水果或蔬菜[34]。种种迹象无不说明，仍有不少人需要认真学习和了解有关如何做出健康食物选择的知识，并将知识付诸行动。

但现实是，很多美国人能做出的选择是非常有限的。成本、健康食物的来源、教育是让肥胖危机长期存在的症结所在。许多低收入家庭，不得不依赖廉价的快餐食品或加工食品勉强维生，这两种食品的不健康脂肪和盐分的含量极高，还含有大量隐形糖和防腐剂。作为人类社会、作为生命个体，我们的最大挑战是，如何将教育转化为行动，帮助人们摆脱种种障碍，改变不健康食品相对更廉价、更易获得的不幸现实。

总而言之，我们的生活方式会影响致病因素。如果我们的预期寿命没有继续向上攀升，如果我们下一代的预期寿命低于他们的父母，那一定是他们在家中学了坏榜样的结果。

银发族海啸的代价

　　能够更加长寿、在地球上生存更久、陪伴我们的至爱亲朋更久，这当然是一个了不起的机遇。但和我们所能获得的任何机遇一样，它也会出现某种负面效应。

　　目前，地球上 65 岁以上老人的人口总数，已经超过了不满 5 岁的儿童，在人类历史上第一次出现了这样的情况。[35] 研究人员将这种现象称为"银发族海啸"。

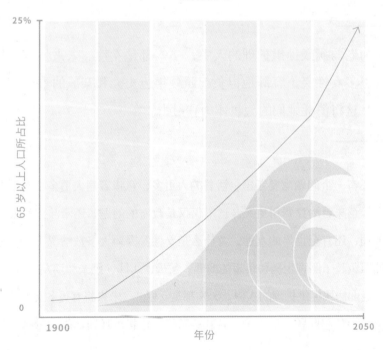

银发族海啸

银发族海啸现象的出现，使老龄化问题波及了各个年龄层的人。现在我们知道，在历史上的绝大多数时间，人类并不长寿，因此婴幼儿绝对在年龄组成中占优势——孩子一向比老人多。但这一切即将改变，显然我们需要从社会和经济层面考虑其影响力，这样我们才能明白，如何以最佳方式应对这一波即将出现的浪潮。

第一波向我们袭来的海啸是婴儿潮出生的人，他们很可能是第一代全面受益于现代医学的美国人。其他人将组成随后的一波波浪潮。随着更高端的医疗技术的问世，科学很可能会让预期寿命再次攀高。然而长寿是有代价的。健康的成年人会更晚退休，这意味着政府官员需要重新规划退休年龄和退休福利，老板需要变革他们聘用职员的方式。传统的等级制度也许将被彻底推翻。很多老前辈会发现他们得接受职位较低的工作，向那些年龄比他们小但职位比他们高的人汇报工作。

在为老弱病残提供护理的人中，66% 都是女性。未来将有更多女性义不容辞地担负起照顾年迈丈夫和亲戚的重任，这将消耗她们的大量体力和财力。

还有一个问题需要考虑：活着的人更多，意味着病人更多；老年人更多，意味着治疗费用更高。这不仅仅是政府的问题，还牵涉到私人保险公司，还有全世界的女性。为什么是女性？因为大多数情况下，都是女性担负起了照顾生病和年迈的配偶、父母、姐妹、姻亲和朋友的重任。在为老弱病残提供护理的人中，66% 都是女性。[36] 未来将有更多女性义不容辞地担负起照顾年迈丈夫和亲戚的重任，这将消耗她们的大量体力和财力。

美国女性陪护人员的年度总收入为 1480 亿～1880 亿美元。[37] 鉴于护理别人会让女性工作的时间减少约 40%，因此一位陪护人员的总用工成本将高达 30 万美元以上。众所周知，护理人员很容易受到压力的负面影响，她们更可能会提前退休，而工作时间的缩短意味着养老金的缩水。[38]

据预测，银发族海啸将影响我们所有人，其影响既包含个人层面也包含国家层面，既有身体层面也有情感层面，既有经济层面也有政治和环境层面。随着自然资源超出承载的极限，我们的星球也将为如此众多的人口，付出沉重的代价。

这一预测是否给了你当头一击，浇灭了长寿带给你的兴奋？好吧，我建议你接受这一事实并且想想——作为一个走向衰老的女性，你准备如何应对这个局面？另外，在尽情享受这天赐的额外时光的同时，不妨尽量多学习一些如何照顾自己的知识，并且鼓励那些你所爱的、与你同行的人，尽量照顾好自己。我相信，这将是我们最明智的对策。这将是我们唯一的对策，真的。

在明白这股浪潮即将到来之后，我们能为我们家人、我们自己做的最重要的事，就是让自己足够强健、迎浪而上。

CHAPTER 3

关于衰老的新科学

当今如何研究衰老问题

我们能够真正步入老年，其实只是不久之前的事。因此可以理解，对老龄化的研究也才刚刚起步。美国研究老龄化问题的主要研究机构，诞生于 20 世纪 70 年代初期，和我出生的时间相仿。直到 1974 年，国家老龄问题研究所（NIA）才正式宣告成立，它是美国国立医学研究中心——美国国立卫生研究院（NIH）的 27 所研究所和研究中心之一。[39]

美国国家老龄问题研究所的研究目标是，增进对衰老过程的了解，并促进老年人的健康生活品质。这所机构也是阿尔茨海默病研究经费的主要来源[40]，研究这一疾病所使用的经费，占了大量老龄问题研究所的预算经费（约为 10 亿美元；国立卫生研究院拨给老龄化研究的经费，约占其总经费的 1/400[41]）。2007 年，老龄问题研究所起用了一部分资金，启动新兴的老龄学；国立卫生研究院还拨给了巴克老龄问题研究所——一家非营利的生物医学研究中心—— 2500 万美元的资金，用于研究老龄问题及伴随衰老引起的慢性病。[42]

当我们于 2014 年 11 月和 12 月穿越全国、了解抗衰老的科学时，我们认识了一组研究人员，他们正要出版一篇合著的论文，篇名为《老龄学》（如果你愿意的话，可以在期刊《细胞》中找到并在线阅读这篇文章）。[43]论文提出了一个强有力的论断，从跨学科的新角度进行抗衰老研究。

参与写作这篇论文的作者，都是备受赞誉的著名科学家。其中一些学者，例如巴克研究所的布莱恩·肯尼迪博士（Dr. Brian Kennedy），是研究衰老问题的一些非营利机构中的研究带头人；另外一些学者，比如加州大学的艾莉莎·埃佩尔博士（Dr. Elissa Epel），在一些重点高校从事教学和科研；还有一些学者，比如美国国家老龄问题研究所的衰老生物学研究室主任费利佩·塞拉博士（Dr. Felipe Sierra），在政府资助的一些研究实体中担任领导职务。这篇论文的出版，标志着来自私人机构、学术界、政府部门和独立组织的科学家，有史以来第一次联手，以一种全新的方式共同研究衰老问题。它也标志着来自各个不同学科的科学家——细胞生物学家、遗传学家、内分泌学家、药理学家和数学家——为了共同的目标而通力合作。

这篇论文有多位联合作者，它体现了一种革新：未来的研究人员在研究各种伴随衰老出现的疾病时，可以从这些疾病的共同根源——衰老入手，展开研究。

老龄学的机遇

老龄学（geroscience）致力于研究衰老及其与随之出现的一些疾病之间的关系。词根"gero"来自希腊主管衰老的神灵革刺斯（Geras）。在经典希腊神话中，大多数神灵都是年轻、强壮、秀美的类人生物，但年长的革剌斯却被描述为一个干瘪瘦小的家伙。尽管他没有宙斯那么健康，革剌斯——译意为"荣誉的礼物""年龄的特权"，或"奖赏"[44]——却拥有其他方面的优点。因为随着青春悄悄地从我们身边溜走，我们也获得了荣誉、勇气、智慧、经验和其他犒赏。

在我们研究衰老这一新学科时，"老龄学"这个术语听上去很合适。正如革剌斯给人类和衰老的关系做出了一个完美的暗喻：一方面，肉体的衰老让人类感到恐惧；而另一方面，人类明白，如果没有那些过去的岁月、积累的经验，就无法享受充实的一生带来的种种礼物。现在，老龄学试图通过研究如何使人在年迈时仍然保持强壮和活力，中和这两种观点。

根据老龄学科学家的观点，衰老是人罹患一些慢性病——比如心脏病、癌症、2型糖尿病、骨质疏松症和神经退行病变（包括阿尔茨海默病在内）——的最大的致病风险因素。[45] 几十年来，医学界在研究一些伴随衰老出现的慢性病时，通常是孤立研究某一种疾病，而不是进行整合研究。如果我们认为心脏病、癌症和阿尔茨海默病之间毫无关联，那么我们就错失了了解它们共同之处的大好机会。老龄学向我们提出了一个革命性的问题：如果存在一种截然不同的理解衰老过程的方式，并且通过这种方式能改变人体的衰老速度，那会怎么样？

戈登·利斯戈博士（Dr. Gordon Lithgow）——他是研究衰老学和遗传学的专家，也是巴克研究所老龄学学科交叉研究项目的研究者和主管——告诉我们，过去那些延长了人的寿命的发现，也许和现在关于衰老的一些研究发现不谋而合。[46]19世纪，当科学家意识到，许多致命的疾病都有共同的病因后，人类的平均寿命得到了延长。也许肺结核、天花和流感的表象不同、症状不同，但它们都是人体接触了一些肉眼无法看到的微生物后引起的。细菌和病毒的发现，让科学家能够针对不同细菌和病毒引起的疾病，做出有效的诊断和治疗。

老龄学向我们提出了一个革命性的问题：如果存在一种
截然不同的理解衰老过程的方式，并且通过这种方式能
改变人体的衰老速度，那会怎么样？

现在一种观点正在席卷科学界，那就是：也许这一原理，同样适用
于那些伴随衰老出现的疾病。心脏病、癌症和糖尿病都有不同表象和不
同症状，如果我们能找到它们的共同病因，那么也许我们不仅能活得更久，
还能活得更健康。

让我们思索一下这个问题：如果衰老是那些疾病的共同根源，那么
我们就能从细胞层面增进对衰老的了解。也许我们就能健康、强壮地活
到高龄，直到我们在睡梦中平静地去世。我们的身体会渐渐变得虚弱，
这很正常，并且衰老会将我们置于疾病丛生的险境中，但是风险因素可
不是诊断定论。它们召唤着我们采取行动、武装自己、引起重视。了解
这些潜在的风险，能让我们变得更加强壮、适应力也更强。

如何研究衰老问题

在这个我们走向衰老的年代，科研人员正在专注地研究一个问题："什
么是衰老？"在一个个实验室、会议室中，在一张张书桌上，在一些先
进技术的辅佐下，人们正在紧锣密鼓地进行研究，试图理解衰老究竟是
什么。实验对象必须尽职尽责地服用药物，试验各种不同的饮食、运动、

最近，有一个医学分支备受人们关注，就是再生医学。再生医学利用干细胞辅助治疗和修复受损病变的器官。人们对干细胞惊人的治愈潜力兴奋至极，但与此同时，如何提取干细胞这个问题也备受争议。

人体自然形成的干细胞有两种：胚胎干细胞和成体干细胞。胚胎干细胞的医学研究价值极高，因为它们能够分裂成别的细胞。胚胎干细胞来自人体胚胎，主要包括三类细胞层（外胚层、内胚层和中胚层）[47]，它们能转变成人体中的任何一种细胞，包括皮肤、肌肉和神经细胞。但提取胚胎干细胞的做法很受争议。

另外一种是成体干细胞，它们存在于人体的器官组织中。现在我们已经知道，在成年人的大脑、骨髓、血管、皮肤、牙齿、心脏、肠道、肝脏、卵巢和睾丸内，都存在干细胞[48]。这些强大的细胞时刻准备着治愈和修复，并有潜力转变成人体脏器所需要的其他类型的细胞。[49] 干细胞能在人体内休眠很长时间，直到人体需要它们创造更多的细胞时，或是疾病或者伤残刺激它们即刻采取行动时，它们才会发挥作用。一些成体干细胞也能在体育锻炼后被人体激活（这也许是你需要锻炼身体的另一个原因）。[50] 使用成体干细胞治疗疾病的一大难点在于，成人身体组织中的干细胞少之又少，即便成功提取了它们并将它们独立封存在实验室中，但试图通过它们来培育更多成体干细胞，仍然是非常困难的。

随后，人们发现了多能干细胞。科学家发现，成熟的细胞，即普通的成体细胞，比如皮肤细胞——能被重新编程，成为未成熟的、类似胚胎细胞且能变成特化细胞的细胞。这一发现在 2012 年被授予了诺贝尔奖。[51] 随后，这些经历时光穿越的细胞，可以用来治疗人体各种病患。自从取得这一突破性发现以来，全世界的研究人员都在努力培育这种多能干细胞，并促进它们分裂、成为骨骼肌细胞、上皮（组织）细胞、心脏细胞，以观察它们能否创建全新的骨骼、皮肤和心脏。

多能干细胞最让人兴奋的一点是，它们为干细胞提取带来了一种新的方式，并保证了用于研究和治疗的成体干细胞的稳定供应。此外，这些细胞可以从特定的个体身上采集，[52] 因此当你心脏病发作、急需新的心脏细胞时，即可用自己的细胞来创造这些新的细胞。或者，你可以用自己的细胞创造多巴胺神经元，用来代替在你罹患帕金森病后所损失的那些多巴胺细胞。

在不远的将来，我们一定会听到关于再生医学和器官移植的更多好消息。科学家对这些干细胞的医学潜能非常乐观。

睡眠方式，或放弃他们的隐私，回答大量的问题，这样我们才能更好地理解，衰老如何影响我们的身体。这些实验测试对象的规模由一百人到成千上万人不等。当我们从各种社会媒体，比如早间新闻节目甚至新闻报纸的头版头条上，了解到这些最新研究成果时，我们别忘了很重要的一点，即每项研究收集信息的方式都不相同。有多少人参与实验、实验如何设计、研究人员所控制的要素，这些都会影响实验数据。时间、温度、性别、年龄，这些也会影响一项研究的准确程度。

有一种研究方法叫作观察研究法。观察研究法评估的是，人们做出的选择，将如何影响他们的健康。一些研究，比如弗明汉心脏研究，属于纵向研究——纵向研究会在一段持续的时间中持续跟踪调查研究对象，它可能会历时数十年之久。纵向研究对于帮助我们了解衰老问题非常有用。[53]

观察研究法，则能对实验对象进行横向比较研究，即比较不同的实验对象，观察他们的选择如何影响他们的健康。举例来说，一项横向研究将具有类似健康状况的老人进行比较，借此研究缺乏维生素 D 对健康的影响（这项研究得出的结论是：缺乏维生素 D 会让人情绪低落，并影响大脑清晰思考的能力）。[54]

一些研究并没有那么看重观察，而是更重视参与。一项介入性研究[55]召集了两个实验小组，进行比较研究。研究人员让一个小组实施一种特定的行为，以观察这一行为对健康的影响，并以另外一组实验对象作为对照组，用来比较。比如说，当研究人员想要了解不同强度的体育活动对记忆力的影响时，他们将 62 个年老的实验对象分成了 3 组。在 6 个月的时间中，让一个小组的成员进行中等强度的锻炼，另一个小组的成员进行低强度的体育锻炼，还有一个小组的成员完全不进行体育锻炼。实验结果发现，任何强度的锻炼都对提高记忆力和扩大脑容量有益[56]，低强度锻炼测试小组和中等强度测试小组在这点上的区别不大。

我们的身体会渐渐变得虚弱，这很正常，并且衰老会将
我们置于疾病丛生的险境中，但是风险因素可不是诊断
定论。它召唤着我们采取行动、武装自己、引起重视。
了解这些潜在的风险，能让我们变得更加强壮、适应力
也更强。

当研究人员研究衰老问题时，他们不仅观测人类，也研究人类细胞、
动物细胞、细菌、霉菌和真菌。他们将实验室的动物（有时也包括野生动物）
作为实验对象，这些动物包括海绵（一种水生动物）、蠕虫、老鼠、猴子
和裸鼹鼠。[57] 通过观测并控制其他动物的基因，科学家们慢慢了解了人类
的衰老过程。尽管蠕虫在外表上和人类似乎毫无共同之处，但从内在来看，
它们有许多基因与生物机制和人类有共同点。[58] 和人类一样，蠕虫和苍蝇
也会衰老，尽管它们的衰老速度要快得多。一年的时间足以对蠕虫和苍
蝇进行多轮测试和研究，而观测人类的衰老过程需要耗费一个人一生的
时间——这远远超出了一个科学家个体所拥有的时间。

比较生物学研究也能给我们带来重要启发。裸鼹鼠，一种外形骇人
的老鼠大小的啮齿动物，寿命长达 17～28 年 [59]；而普通的家鼠和田鼠，
只能活上 3～5 年。为何会有如此巨大的差异？通过比较寿命悬殊的类似
物种，科学家们也许能找到让某些哺乳动物更加长寿的特殊基因。[60]

如果某一研究给我们带来了希望——某一发现能延长人寿、延长健
康生命的长度——科学家会用更为复杂的研究方法进行反复测试，最后
会在人体上测试这种药物或治疗手段的安全性。他们必须测评出每一环
节的疗效。因为，如果仅仅是通过控制某一基因、通路或激素，能让一

只苍蝇活得更久，并不意味着这一做法能让一只老鼠活得更久，更遑论让人类延年益寿了。

———————

作为热衷浏览媒体信息的一代，我们了解到一些事物"对我们有好处"，但也许我们对个中原因并不完全了解。所以，让我们尽我们所能了解这些信息吧。让我们试着去更全面地了解，我们所做出的选择，会如何从细胞层面影响我们的健康，以及我们细胞中发生的变化，将如何影响我们的全身健康，特别是我们老去时的身体健康。

———————

并且我们马上会在下文中谈到，就算一种药物或治疗手段适用于男性，并不意味着它同样适用于女性。

健康变老，有可能吗

预期寿命并非告诉我们，在最佳条件下，一个生命体能活多久。它告诉我们的是，在将生命体所处的环境纳入考虑之后，一个生命体有可能活多久。我们可以归功于科学，是科学延长了我们的寿命，但我们不能把维护我们身体健康的责任，全部推给我们的医生。

你的基因奠定了你健康的基础。你所处的生活环境，还有你每天做出的生活方式选择，将对你如何衰老、因何得病、如何痊愈产生重要影响。随着我们走向衰老，身体衰弱几乎是不可避免的，而拥有强健体魄其实是我们的一个选择。并不是所有人，都会在老年时得病。我想，如果你不了解背后的原因，那么让你做出新的选择或采取新的行动，一定难上加难。诸如"注意饮食营养""每天锻炼身体"这样的建议，对于处在真空中一无所知的我来说，一定没有任何意义。这就是本书中的信息对我来说无比重要的原因。如果仅仅是断章取义地泛泛而谈，那我们怎会理解，为何我们该多吃一点蔬菜、为何力量训练对女性来说是那么重要？作为热衷浏览媒体信息的一代，我们了解到一些事物"对我们有好处"，但也许我们对个中原因并不完全了解。

所以，尽我们所能了解这些信息吧。让我们试着去更全面地了解，我们所做出的选择，会如何从细胞层面影响我们的健康，以及我们细胞中发生的变化，将如何影响我们的全身健康，特别是我们老年时的身体健康。我们能更好地为我们的健康代言。这一切都始于学习这些知识信息。

CHAPTER 4

性别、药物和比基尼医学

身为女性将如何影响
你的身体健康和医疗保健

　　女性比男性更加长寿，这是事实。2010 年，美国出生的女婴的预期寿命是 81 岁[61]，而邻居家的男婴的预期寿命是 76 岁。男女的预期寿命相差 5 岁，这一差异足够引起人们的好奇，为什么会这样？特别是当你知道从全世界范围来看情况也是如此时。世界各国的预期寿命都不一样（部分原因是，世界各地的人们能否获得干净饮用水、能否获得医疗保健服务的情况不同，地区稳定状况等环境条件不同），但从全世界范围来看，女性的预期寿命总是高于男性的预期寿命[62]。

　　在美国，女性相比男性接受了更多的医疗保健服务[63]，并服用了更多的处方药。几年之前，梅约诊所的一些研究人员宣布，近 70% 的美国人，每天至少服用一种以上的处方药，这一论断登上了报纸的头版头条。[64] 他们还宣称，总的来说，女性和老年人摄入的药物制剂最多。随着人们逐渐衰老，他们会服用更多药物，因此那些药物的质量还有那些药物是否对症，将对人体健康产生直接影响。放在你卧室床头柜的橘黄色小药瓶越多，那么你是否服用了对症的药物、剂量是否合适、服药时间是否正确，就对你越重要。

身体健康和医疗保健是密不可分的。每当你去诊疗室时，每次你吞下一颗药丸时，你所依靠的并不仅仅是你的医师和药剂师，还得仰仗那些医学院、制药公司、实验室和科学家——仰仗于他们对女性的种种假设是否正确、他们对涉及女性健康和女性体质的最新研究有多少了解。

很多人讨厌去医院看病，我能理解。在你午休时枯坐在等候室中，或者在你约会快迟到时还得抽血样，显然这些不是什么有趣的事儿。但我非常重视看病这件事。在我生病时，我会尽早约见医生。在我健康时，我能自行安排一切约会和见面活动。因此我尽量避免生病。我了解我目前的健康状况，因此我心中有谱，可以将它和未来某天的健康状况做比较。我希望随着我走向衰老，药物能成为给我提供健康保障的预防工具。

现在，研究人员发现，我这样的习惯，也许正是女性长寿的原因之一。女性比男性更经常看医生[65]，这能让女性更加长寿。作为一个群体而言，女性相对男性做出了更多有利于健康的选择[66]，比如说不吸烟。吸烟的女性比男性少得多，这大大降低了女性罹患各种疾病的风险。男性酗酒的情况也比女性更多。女性更注重自身的营养，更关注自己的食物需求，这也能为她们带来力量和长寿。并且女性较少会冒险，风险越低，意味着可能受到的伤害越少，也就意味着更健康。在美国疾病防控中心列出的致死原因中，意外伤害是造成男性死亡的第三大原因[67]、女性死亡的第六大原因[68]。同时，女性也更重视友谊、爱和人际交往。我们是社会人，我们会对我们的家庭、我们的社区、我们的亲朋好友投入感情。这些人生选择都能让我们更加长寿。

每当你去诊疗室时，每次你吞下一颗药丸时，你所依赖的并不仅仅是你的医师和药剂师，还得仰仗那些医学院、制药公司、实验室和科学家——仰仗于他们对女性的种种假设是否正确。

但女性更加长寿，并不仅仅因为我们做出了正确的选择。在灵长类动物中，比如黑猩猩，也是雌性更长寿[69]，并且猴子可不会去看医生。那么为何女性能更长寿呢？一些科学家试图从深深扎根于我们细胞的一些遗传密码中寻找原因。男性和女性的细胞不同，而你的细胞中独一无二的东西，会影响你的一切——包括你的寿命。

拥有女性身体意味着什么

你是一名女性，你的体内存在着数百万个微乎其微的雌性细胞。你的雌性细胞非常特殊——正是每个这样的细胞中所蕴含的遗传信息，让你的身体迥异于男人的身体。你的雌性细胞具有自己的显著特征，它们所组成的那些脏器也拥有自己的显著特征，因为女性脏器的大小和形状，都和男性的脏器不同。

举例来说，女性心脏的结构就很特别。我们的心脏比男人的小，心脏中的那些纤细的小血管，呈蜘蛛网状排列，而连接男性心脏和心血管系统的血管要厚实得多。胆固醇斑块会密布在女性的动脉中[70]，而不是像男性一样，在心脏中形成明显的肿块，这一点让女性心脏病的诊断变得如今，人类的预期寿命是过去的两倍，但离人类寿命的极值还有 40 年的差距，因为大多数科学家认为，人类最多能活到 120 岁。[71]

他们的这个观点，是基于珍妮·卡门特（Jeanne Calment）[72] 这样的人做出的，她是全球有史以来最长寿的女性。珍妮 1875 年在法国出生，于 1997 年去世。当她 1 岁大时，亚历山大·格雷厄姆·贝尔（Alexander Graham Bell）发明了电话机。当她 13 岁时，她见到了文森特·凡·高（Vincent Van Gogh）。当她 18 岁时，怀特兄弟第一次飞行成功。她历经了两次世界大战，亲眼看到药物控制了细菌感染，并亲眼见证了互联网的开发和当代突飞猛进的医疗技术。

在她 90 岁时，一个当时还没到 50 岁的律师提出，如果她能在身故后将自己的房屋赠予他，他就从现在开始每年付钱给她。她同意了。他 77 岁时去世了，而珍妮却还活着。她一直过着独居生活，直到 122 岁时与世长辞。

更有挑战性。这就是为何女性感受到的心脏病症状，和男性所体验到的不同。这也是她们在治疗中和治疗后，需要给予特别护理的原因。在出现心脏病发作征兆后，女性比男性更容易遭到误诊。事实上，美国每年死于心血管疾病的人中，女性远远超过男性。[73]

我们的心脏会以一种特定的节奏跳动。如果这一节奏受到了扰乱，就会引起不规则心跳，也称为"心律不齐"，其严重性从轻微损害到威胁生命不等。此外，医学界已经证明，一些药物和除颤器——发明时主要针对男性做医学测试——如果用在女性身上，有可能会引起致命的并发症。[74]

你的雌性细胞非常特殊——正是每个这样的细胞中所蕴含的遗传信息，让你的身体迥异于男人的身体。你的雌性细胞具有自己的显著特征，它们所组成的那些脏器也拥有自己的显著特征，因为女性脏器的大小和形状，都和男性的脏器不同。

女性特殊的生理，也会带来一些特殊的致病因素。比如说，相对男性，女性更常出现抑郁症、饮食失调症、焦虑症、创伤后压力心理障碍症等。[75] 反过来，一些心理健康问题也会成为其他多种疾病的风险因素。澳大利亚曾做过一项历时长达 12 年的实验，测验对象是一万多名年龄在 47~52 岁的女性。这项实验表明，患有抑郁症的中年妇女罹患中风的概率，是未得抑郁症的妇女的两倍。[76]

但在近几十年前，没有人会谈雌性细胞。医学界和科学界人士花了不少时间才意识到，在医疗保健领域，将我们细胞的性别纳入考虑，有多么重要。如今人们已经对性别差异将如何影响研究、诊断和医学治疗增进了了解，未来女性将得到更好的照顾。

细胞如何拥有性别

健康人的每个细胞中有 46 条染色体[77]，其中有两条染色体决定性别，其他的染色体——常染色体，决定了你的其他方面。性染色体只有两种：X 和 Y。女性是 XX，男性是 XY。X 染色体比 Y 染色体大得多，因为它是一个动力工厂，它不仅决定性别，也携带着额外的基因和额外的信息。Y 染色体小一些，携带的信息也少一些。

你的性别取决于你的父亲。一颗精子和一颗卵子各有 23 对染色体，其中 22 对是常染色体，一对是性染色体；当一颗精子和一颗卵子结合时，就叫受精，这样产生的一颗完整的人类细胞叫作受精卵。

1 女性染色体
2 男性染色体

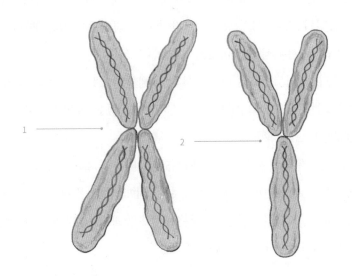

由于女性所有细胞中都有 XX 染色体，她的卵子中就只有 X。由于男性有 XY 染色体，他们的精子中可能有 X，也可能有 Y，概率各半。一颗受精卵会发育成一个男性还是一个女性？这取决于精子所携带的性染色体。[78]

如果你是女的，那么当年孕育你的那颗精子携带的是 X 染色体。[79]随着这颗雌性受精卵分裂，它所形成的所有细胞都是**雌性细胞**，因此你成了一名女子。一颗受精卵会不断复制、分裂。在完成所有那些复制后，你就拥有了一组**雌性胚胎干细胞**，它们会继续分裂，最后变成心脏细胞、肝脏细胞、皮肤细胞、血细胞和脑细胞。所有这样产生的脏器，都是由**雌性细胞组成的雌性脏器**。

X 染色体比 Y 染色体大得多，因为它是一个动力工厂，它不仅决定性别，也携带着额外的基因和额外的信息。Y 染色体小一些，携带的信息也少一些。

那些位于 X 染色体周边的基因叫作伴性基因，其中一些伴性基因称得上是为女性的生理构造量身定做的，但其他一些基因，却是 300 多种遗传病的罪魁祸首，这些疾病被称为 X 连锁遗传病。女性的每个细胞中都拥有两条 X 染色体，也许这真的是女性比男性长寿的原因之一——如果一条 X 染色体的基因存在缺陷，那么还有一条 X 基因可以进行弥补。[80]患有色盲的男性比女性多，这是因为，如果色彩基因分布在 X 染色体上的话，他们可没有第二条染色体充当后援。[81]拥有两条 X 染色体，就像衣橱中有一件备用的黑色西服——或者比这更棒，就意味着能多拥有几年额外的生命。

感谢上苍让你成为女性，这又是一个原因。

多少个世纪以来，在医学界人士看来，女性无非就是男性的缩小版，唯一的区别是生殖器官不同——他们认为正是女性的生殖器官，导致女性的精神状况没有男性稳定。你可以前往图书馆，浏览一下 1500 年来的医学文献——从古希腊到维多利亚时期——这些文献中都记载了"癔症"（hysteria）这一病症，特指女性的歇斯底里，并称它是一种女性常见病。"癔症"这个词实际上来源于希腊文 hysterikos，意指"子宫的"。[82]

如果一个女子貌似心理压力太大、开始健忘，或者她的情绪开始变得反复无常、似乎需要更多的关爱，医生就会诊断，她癔症发作了。其治疗手段包括嗅盐、做爱等。医生会建议单身女子成家，已婚女性和她们的丈夫同床或外出骑马。[83] 此外，医生和助产士还会用他们的手指刺激女性使其达到高潮，或者说"歇斯底里高潮"——于是诊疗室中往往会出现一个皆大欢喜的结局，当然这种做法并不常见。[84]

直到 19 世纪后期，人们仍然认为，近 3/4 的女性"精神有欠健康"，包括"喜欢寻衅滋事"。[85] 鉴于她们的健康问题并不能通过一次就医就得到解决，这些女性创造了美国最大的精神疗法市场。

1980 年，美国精神医学协会终于决定，不再将"歇斯底里神经官能症"作为一种正式的疾病名称。[86]

比基尼医学的式微

如果你去问一位 50 来岁的女医生，她当年在医学院求学时，所使用的人体解剖模型是什么样的，她会告诉你 70 公斤重的男性是她医学训练的男性模型，而女性模型，就是一个 60 公斤重、添上乳房和子宫的男性模型。医学院学生并没有受到男女需要区别对待的训练，当然研究他们的生殖器官时除外——那个部位是用比基尼遮住的。因此，那个年代的医学教育被戏称为"比基尼医学"。[87]

比基尼医学是多个世纪以来，人们对女性的生理构造存在误解的产物。这一落伍模式的式微，以及对女性生理更准确的解读，在很大程度上应归功于一代思想者、演说家和一个个勇敢果断的个体的努力。作为女权运动的一部分，他们要求变革比基尼医学。我们现在习以为常的一些现代的女性健康观点，在 20 世纪 60 年代时才刚刚出现。当时全美国的女性开始搜索她们的生理信息，并要求获得质量更佳的药物，包括更好的医疗保健和"不受限制的"生育权。她们向立法者和医疗技术人员明确表态，女性的法定权利和医疗福利密不可分。

比基尼医学的式微，以及对女性生理更准确的解读，在很大程度上应归功于一代思想者、演说家和一个个勇敢果断的个体的努力。作为女权运动的一部分，他们要求变革比基尼医学。

让我举个例子：我出生于 1972 年，就在那一年，联邦政府立法，允许未婚女性避孕。我们来设想一下吧：假定你是一位生活在 1970 年的单身女性，如果你试图控制自己的生殖系统，实际上是非法的。1989 年我 17 岁时，国会拨出专门款项，用于研究女性健康。到 20 世纪 90 年代时，30% 的妇产科专家都是女性[88]，而在 60 年代时仅有 7%。在她们的努力下，还有无数其他医生和科学家的努力下，女性的健康，包括年长妇女的健康受到了更多的重视和关注，为之后那些岁月中我们得到的保健服务奠定了基础。

1920

女性拥有了选举权。

1971

医学院学生中，女学生占 10%。

1916

玛格丽特·桑格（Margaret Sanger）在布鲁克林开了第一家避孕诊所。开张后 10 天，警方查封了诊所，并将她关进监狱。避孕是非法的。[89]

1963

国会通过同工同酬法案。

1916

美国计划生育协会成立。

20 世纪 60 年代

女性卫生保健运动开始。

1960

美国食品药品监督管理局（FDA）批准了口服避孕药的上市。

1967

美国妇女组织成立。

1989

美国最高法院准许各州立法，明确在公立医院中实施堕胎是非法的。

2013

据报道，服用睡眠辅助药物安比恩会导致女性在驾车时入睡。在美国食品药品监督管理局的敦促下，这一药物的制造商将给女性的推荐剂量减少了一半。[90]

1972

艾森斯塔特诉贝尔德一案，赋予了未婚女性服用口服避孕药的权利。

1993

国会规定，科研人员如欲获得政府资助，必须将女性纳入临床试验中。

1973

罗伊诉韦德案赋予了女性安全、合法堕胎的权利。

1996

世界卫生组织界定了准更年期。

1990

国会通过了《女性健康公平法案》，并拨出联邦基金，用于研究女性健康。

2014

美国国立卫生研究院（NIH）规定，在一切政府资助的医学研究项目中，必须包含雌性细胞的研究。[91]

性别如何影响药效

在我们造访美国国立卫生研究院时，我们占用了卫生研究院妇女健康研究室主任贾妮·克莱顿博士（Dr. Janine Clayton）不少宝贵时间。这一研究室成立了 15 年左右，其宗旨是：在医学界促进妇女健康，增进公众对妇女健康问题的了解，并资助一些旨在探索性别的角色和男女用药区别的项目。克莱顿博士和她的同事们已经努力了多年，鼓励卫生研究院的同事们优先研究妇女的健康问题及其需求。

克莱顿博士是一位聪明智慧、训练有素、风度迷人、有影响力的女性。我们当然问了她一些关于性别和药物关系的问题。

性别不同将影响人体所摄入药物的功效。这点非常重要，因为总的来说，我们美国人摄入了大量药物。但是，尽管现在医生开给女性的处方药比以前更多，但并不是所有药物，都已经经过测试、证明适合女性使用。事实一次次向我们证明，药物作用于男性和女性身体的效果是不同的。[92]

当我们吞下一粒药丸或者注射了一剂疫苗时，药物会随着血液循环通向我们全身，并渗透到我们的身体组织和器官中去。药物对两性的影响不同，原因主要如下：

女性的脏器和男性不同：
女性肝脏和男性肝脏代谢药物的情况不同。[93]

女性的体重和男性不同：
一般来说，男性更高更重，他们的身体脏器也相对更大，因此男性比体形相对小巧的女性需要更大剂量的药物。

女性的身体构造和男性不同：[94]

女性体内储存的脂肪多于男性，而一部分药物更容易被脂肪组织吸收。当女性摄入这类药物后，它们会在我们的体内滞留更久，其效力也会作用更久。

女性拥有雌激素：[95]

激素也会影响女性对药物的吸收。口服避孕药、绝经过渡期和绝经后期的激素治疗等因素，都会影响我们身体对药物的反应。

女性吸收和代谢止痛药及麻醉药的方式迥异于男性。女性对神经肌肉阻断剂的敏感度比男性高出30%[96]，因此女性所需的药物剂量相对较少。研究表明，男性和女性对奥斯康定、盐酸羟考酮、维柯丁等类鸦片药物的反应不尽相同。[97]一些药物，比如安定，从女性体内排出的时间相对较短；而其他一些药物，却会在女性体内滞留更长时间。一些动物实验也证明了，两性对戒毒的反应也是不同的。了解这些区别对我们来说非常关键，因为目前美国女性过量服用止痛剂的情况大量存在，并且因此导致女性死亡的人数逐年增加[98]，美国国立卫生研究所称之为"流行病"。研究发现，过量服用处方止痛药致死的高危人群，并非年轻女性群体，而是45～54岁的女性群体。[99]

在一些为研制药物而进行的动物实验中，即便这种药物主要针对女性易患疾病，往往也没有考虑性别因素。女性实验对象也是如此。

但这些信息相对较新，这是因为，长久以来，制药公司仅仅针对雄性细胞、雄性动物和男性，进行医学测试。这些测试产生了一大堆对女性来说并不准确的数据。许多现在常常被我们借鉴的研究，忠实客观地记录了时间、气温等各种可变因素，却忽略了性别这个小细节。在一些为研制药物而进行的动物实验中，即便这种药物主要针对女性易患疾病，往往也没有考虑性别因素。[100] 女性实验对象也是如此。由于女性激素在每月不同时期会出现曲折变化，如果将女性作为研究对象，分析起来相对要复杂得多。如果不将激素的周期变化纳入考虑，那就无法判定在每月的不同时期，药物将如何影响女性。妊娠也是医学实验的一大顾虑。[101] 在 20 世纪 60 年代，数千名服用了酞胺哌啶酮的孕妇，诞下了带有严重先天缺陷的婴儿。医学界对这一悲剧久久无法释怀，因此研究人员不敢轻易让女性参与药物实验。然而，由于没有研究出更为安全的药物测试方法，并且没有女性实验对象参与实验，我们失去了获取重要信息的大好机会。

幸运的是，这种情况已经有所改变。

自 2014 年来，美国国立卫生研究院规定，欲申请政府资助项目的科研人员，需说明在设计和分析实验的过程中，性别扮演了何种角色。这非常有必要，因为正如你在本章中所了解的那样，药物会对女性产生独特的影响——甚至包括流感疫苗这样的常见药物。女性只需男性一半剂量的流感病毒，体内就能产生数量相当的抗体。[102]

女性迫切需要剂量合适并适用于女性身体的常见药物和救生药物，迫切需要重视我们的性别、我们的细胞和我们的生命的研究。我们对女性生理所掌握的知识越多，我们就越能为我们自己提倡优质的老年护理服务。

　　当你在选择手机套餐、买新衣服或看着菜单点菜时，你很可能会在做出决定前，询问许多问题。这个套餐包含多少分钟的免费通话时间？这款牛仔裤是紧身的吗？意大利面是你们自制的吗？……

　　提问能帮助你弄明白，你是否能得到你想要的、你需要的东西。你会在看医生时使用同样的侦查技能吗？无限量发送短信、完美的牛仔裤还有美妙的大餐，完全值得你付出之前提问所花的时间——在选择医疗服务时，你也应该这样做。

　　在国立卫生研究院时，我们见到了研究院院长弗朗西斯·柯林斯博士（Dr. Francis Collins）。我们问他，在他看来，对于医疗保健，公众需要了解一些什么。他说，我们能做的最重要的一件事，就是关注医学的进展。各种老龄研究（还有其他的医学知识）在不断更新。我们绝不能将 20 年前发布的药物，用于现在的治疗中。

　　因此只有一个办法，就是多问你的医生几个问题。并且，如果你听到答案后还不是很确定的话，不妨继续问问题。我们曾和一些医生聊到这点，他们说，病人问的问题少得可怜，让他们非常惊讶——这些药能治什么病，有什么用，有什么疗效，服药有什么风险，不良反应是什么……他们所有人都鼓励我们，让我们鼓励大家在看病时，多问几个问题。

　　我们每个人都值得拥有这样一位医生：他愿意听取病人的问题，并愿意花时间回答这些问题；他愿意和病人聊聊别的选择和备选方案；他重视并会认真对待他们的症状。

　　心血管专家赛斯·乌列茨基博士（Dr. Seth Uretsky）是莫里斯顿医学中心的医疗顾问。经常有病人向他倾诉，他们的医师常常忽略他们的症状。他认为，病人相信自己的医生、和他 / 她相处时感到愉悦，并能找到一个愿意听病人说话、给病人时间、并向病人解释他 / 她的思维过程的医生，是很关键的。事实也证明了他的观点：当病人觉得他们的医生真正了解他们时，通常能取得更好的疗效。

　　如果你的医生没有时间听你倾诉你的顾虑，或者你认为他 / 她并没有拿你的问题和症状当回事，那你就该另请高明了。

美国生活着大约 3000 万 35 ~ 50 岁的女性。无论你的健
康正面临着什么样的挑战，你都不是孤立无援的。我们
人多势众。

在我的有生之年，女性健康已经有了极大改善。在我小时候，医学
所取得的飞速进步，将影响我作为女性的一生。也许当时我并没有意识到，
我周围世界正在经历的社会变革——显然当时我也并不理解，女性权益
的推进，将密切影响女性医疗服务的发展。现在我明白了这一点，女性
同胞们，我们见证了历史！

在我们写这本书时，美国生活着大约 3000 万 35 ~ 50 岁的女性。[103]
无论你的健康正面临着什么样的挑战，你都不是孤立无援的。我们人多
势众。我们正处于对话的中心，这一对话已经延续了数百年，这些来之
不易的权益与知识，是一代代女性（也包括男性）赐予我们的礼物。

变化还在继续发生。

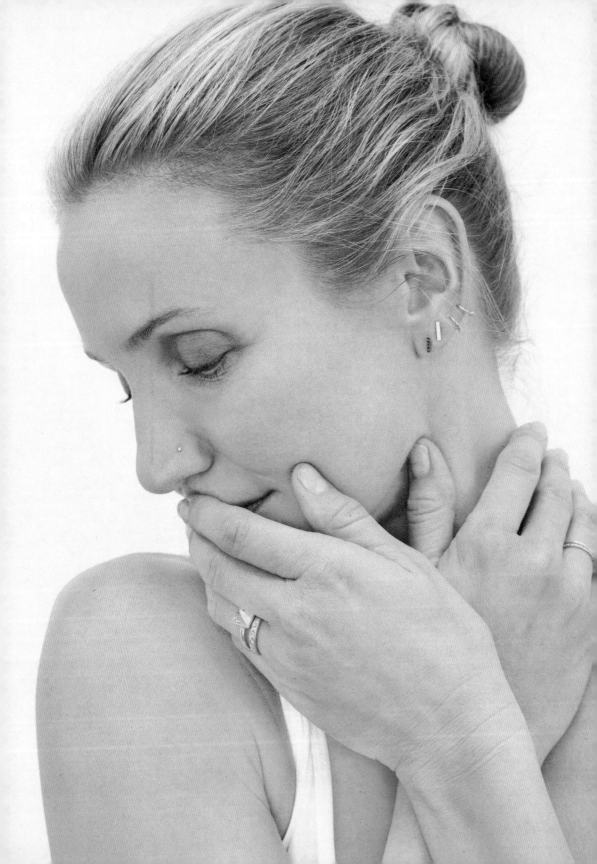

PART TWO

陡坡与急转弯

衰老的生物学

STEEP GRADES, SHARP CURVES

The Biology of Aging

50 岁是个打击。因为它意味着中年的尾声。

但一旦我跨过这个年龄，60 岁棒极了，70 岁棒极了。

我喜欢，我真的很喜欢这样慢慢变老。

—— 格洛丽亚 · 斯泰纳姆（Gloria Steinem）

CHAPTER 5

时间是相对的

基因、选择和态度的
生物学影响

小时候，我喜欢和我外祖父母待在一起。我的外婆是我心中的英雄。她比我的外公大 7 岁，她的精力可旺盛了。

在我眼中，我的外婆是力量和才能的化身。她管理着一个农场，自己饲养家禽，还打理着一个欣欣向荣的花园。她不会开车，因此当她的小鸡和兔子需要饲料时，她会步行前去采购。她会走到大约一英里开外的饲料店，然后一手提着一个袋子回家，每个袋子中装着 10 磅重的饲料，即便在酷热的夏天也是如此。如果她想购买更多饲料，她会带上一辆小车。我记得，我小时候曾经问外婆，她为什么在高温炎热的天气里，大老远地背这么重的东西。她会说，"因为我喜欢这样做，这样能让我更加强壮"。她的回答让我充满敬畏之情，每当我迫使自己再走远一点、再努力一点、再试一试时，我就会想起她的话。

每当一个小小的声音——"停下！何必呢？够了！"——响起时，我会说，"因为我喜欢这样做，这样能让我更加强壮"。这是我外婆留给我的宝贵遗产，我每天都会为此而感谢她。

我的外公——尽管他和我的外婆生活在同一个屋檐下，生活方式却和她大不相同。他的工作需要他长时间坐在办公室中，他爱吸烟、嚼烟丝，而且他喜欢吃红肉胜过吃蔬菜。在我 8 岁时，他心脏病发作去世了，当时他年仅 63 岁。而我的外婆却活到了将近 90 岁。直到 70 多岁时，她仍然充满活力。背饲料，还有别的家务劳动，让她体魄强健、适应力强。

你的出生日期并无法决定你能活多久，或者活得好不好。
也许你和别人同一年出生，同一个月出生，甚至同一天
出生，但你的生活方式决定了你将如何衰老。

　　但是，艰苦的劳动并不能保护我们永远不得病。73 岁时，我的外婆被确诊患上了乳腺癌，根据目前的观点，这是一种伴随衰老出现的疾病。她还出现了心律不齐。为了挽救生命，她动了两个大手术——她做了乳腺切除术，还安上了心脏起搏器。在康复期间，她和我们一起生活。那年夏天，我为家人做饭，帮她洗澡，并为她读书报杂志，助她入睡。每天早上，她会按铃，然后我就会去她房间，带她去洗手间。在她的人生中，她第一次卸下了繁重的家务和每日的责任，并且她也喜欢有家人在她身旁帮助她、照顾她的感觉。

　　在她的身体好转后，她又开始继续自己那积极的生活方式，种花养草、在屋里忙前忙后。但她越来越老，也越来越累了。她再也无法拥有得病之前的旺盛精力了。因此，过了一段时间后，她想通了。她已经干了一辈子的活，她不想再饲养家禽、打理花园了。她想活得轻松一点——于是，我的父母邀请她搬来和我们一起生活。

在一开始她仍然很活跃，每天在屋里走来走去，在厨房中忙个不停。但是随着时间的流逝，她越来越依赖于我们的照顾。我眼看着她从自食其力，变成拄着拐杖蹒跚行走并需要我搀扶她；从大部分时间坐在起居室中和家人共度时光，变成躺在卧室的床上，让大家进房间去看她。她不再操劳了，但她也不再健康了。我能理解，在她那个年龄，她有多么向往能摆脱那些累人的家务，好好休息一下。但是目睹她的转变，对我来说既艰难又困惑。她再也回不到从前了。

当时我只是一个小孩，但外婆的转变仍然让我印象深刻极了：即便是最强壮的人，有朝一日也会变得虚弱无力。我领悟到，如果我们希望自己能健健康康地变老，那么我们就该辛勤工作，能坚持的时间越久越好。这点非常重要。

你在何时何地了解衰老

小时候，我目睹了形形色色的衰老过程，这让我不免思考自己将如何走向衰老。你是在何时何地对衰老有了初步印象？很多人都是在眼睁睁地看着家人衰老后，才对衰老有了了解。你的祖父母以前是否身强体健、充满活力？还是他们一直身体欠佳、老态龙钟？还有你的父母呢？你认为衰老意味着什么？老年人的生活是什么样的？你的态度将影响你自己迈向衰老的历程。

你的出生日期并无法决定你能活多久，或者活得好不好。也许你和别人同一年出生，同一个月出生，甚至同一天出生，但你的生活方式决定了你将如何衰老。尽管每个人都将面临衰老带来的巨大变化，但作为一个生命个体，你的生理年龄（你内在的健康状况）比你的实际年龄（你活了多少岁）更有指导意义。细胞衰老是衡量我们的衰老程度的真正标准。

很多因素都会影响你走向衰老的历程。当然，其中包含基因遗传的因素，每当我们把家族病史提供给医生时，我们就会想起这一点。但基因并不是全部。尽管一些研究认为，长寿和我们从父母那儿遗传来的基因密切相关[104]，但我们做出的选择、我们所处的环境，还有我们自身的态度，也是决定我们健康程度和长寿程度的重要因素。[105] 我们实际的衰老程度——从生理上的标准来说——也是这些因素的综合作用。

我外婆 70 岁时仍会在酷暑天背饲料，这个例子很好地说明了：我们的年龄和我们的健康程度、独立程度并没有关系。我的外公和外婆衰老的过程不同，不仅仅是因为他们的遗传条件不同，其实也是他们的个性和生活方式的延伸。在我小时候，我知道我的外婆比外公年长 7 岁。但我现在明白那只是实际年龄，从我外婆体内的细胞来看，她也许比实际年龄年轻得多。

没人能够永远不受时间的羁绊，但我们越能找到力量不断鞭策自己，相信健康步入老年是可能的，我们就越有可能拥有强健的身体，并自力更生。

衰老过程因人而异

在你出生时，大自然赋予了你独一无二的基因。在你成年后，你所生活的环境和你所选择的生活方式，将决定你会如何走向衰老，以及衰老带给你的感受。你生活在哪儿、怎样生活，都是你自己的事情；你如何变老，也是你自己的事情。这就是为何研究衰老过程非常错综复杂的原因之一：并不存在一刀切的答案。你从一簇细胞开始生长，并根据深藏于你 DNA 中的那些基因（也称"基因群"）生长发育。你的基因群[106]遗传自你的父母，总体来说，它就是自然界用以创造你的一份蓝图。婴儿出生后，马上有人会给他们测量体重和身高。这是非常重要的健康指标，因为我们可以借此比较不同婴儿的身高和体重。但当我们长成蹒跚学步的婴儿时，我们身处的环境开始影响我们的生长发育，正如我们的基因一样。

即便是在我们的幼年时期，环境也影响着我们的健康。比如说，出生在一个压力巨大的家庭中，和生活在一个平和健康的家庭中，会对基因产生不同的影响。亚历山德拉·克罗斯韦尔（Alexandra Crosswell）是加州大学旧金山分校的一位研究员，我们有幸聆听了一个介绍她的研究成果的讲座。她的研究对象是一组乳腺癌患者，她研究的是：童年时代暴露在充满压力的环境之下，将如何影响孩子长大后的健康状况。她发现，那些曾经遭受家庭虐待、被家人忽略或曾经经历动荡生活的孩子[107]，长大后会出现一些炎症生物标记，而这将给身体健康和个人幸福带来不利影响。

我们从父母那儿接收的 DNA，不仅会受到我们父母的生活方式的影响，还会受到我们祖父母、曾祖父母生活方式的影响。研究这一生物学现象的科学称为"表观遗传学"。

我们的生活真的会影响我们的健康。压力、创伤和吸烟会影响我们的健康；爱、安全和吃绿色蔬菜也会影响我们的健康。这些因素对我们的健康所产生的影响，并不仅仅是短期的。正如克罗斯韦尔博士的研究所暗示的那样，它们甚至会产生非常持久、非常深远的影响。怎么会呢？

因为你的生活方式——你曾拥有的经历、你生活过的地方、你所做出的决定——真的会影响你基因表现的方式。[108]

一些基因就像电灯开关，会根据你的经历自动开启或者关闭。[109] 丰富的营养、健康的身体、低水平的压力，都能帮你关闭一些致病遗传基因。而吸烟、营养不良，还有久坐不动，也许会激活你的致病基因。而且，那些在你生活方式影响下被启动的基因，真的会遗传给下一代。[110] 这意味着，我们从父母那儿接收的 DNA，不仅会受到我们父母的生活方式的影响，还会受到我们祖父母、曾祖父母的影响。研究这一生物学现象的科学称为"表观遗传学"。[111] 这是遗传学中一个相对较新的分支。根据表观遗传学的观点，生活方式对基因的影响，会像传家宝一样一代代遗传下去。

我外婆那积极的生活态度，也影响了我对衰老的态度。但是，她的人生选择对我健康的影响，说不定超越了态度本身。她年轻时非常积极活跃，她的基因也许会传给我的妈妈和我。如果我健康长寿，那是因为我的外婆年轻时既强壮又健康吗？或者，还是因为我积极地学习健康知识、了解我的身体，并尽我所能地悉心照顾着我的身体、关注着我的情感？如果我能健康变老，那是我自己的功劳，还是我体内基因的功劳？归根结底，这是两者共同的功劳。我的"基因型"会受到我的生活方式的影响。先天和后天的综合，构成了我的"表现型[112]"，即"可以看到的"外在特征，它是基因和环境交互作用的结果。

你我的表现型，包括发色和眼睛颜色这些身体特征，也包括一些行为特征和人格特征，比如你是否容易长胖，或者你倾向于焦虑不安还是从容不迫。每个人都有自己的表现型，每个人的表现型都有自己鲜明的特色，世间绝无第二个人，拥有和你一样的表现型。哪怕你俩是一对难分彼此的双胞胎——这意味着你和你的孪生兄弟／姐妹拥有一模一样的基因型——你的表现型仍然是独一无二的。[113] 那是因为，地球上的两个人，绝对不可能过着一模一样的生活、做出一模一样的选择并拥有一模一样的体验。随着我们走向衰老,我们的表现型将对我们的健康产生重大影响,并影响我们会不会罹患那些伴随衰老产生的疾病。基因型是遗传决定的,而表现型是遗传和环境共同作用而形成的。

随着我们日趋衰老,我们的身体会发生一系列变化,这些变化可从细胞层面检测出来,并从外表上反映出来。这些变化会以不同方式发生在你、你的朋友、你的兄弟姐妹身上。

随着我们日趋衰老,我们的身体会发生一系列变化,这些变化可从细胞层面检测出来,并从外表上反映出来。这些变化会以不同方式发生在你、你的朋友、你的兄弟姐妹身上。

在数十年中逐渐衰老

你的身体一直在发生变化,那是因为它就是一架神奇的机器,能够生长、痊愈、繁殖,还有衰老。目前,你很可能已经经历了许多变化,让你终于能够接受一个事实,那就是:在你的余生中,你的身体还会发生好几次变化。我们每个人衰老的速度以及随着衰老入侵发生这些变化的速度,都是独一无二的。我们都会变老,但我们所体验的衰老历程是不尽相同的。然而总的来说,这些变化将影响我们所有人。

在你还非常年轻时，这些变化就已经开始发生了，因为对于一切有机体——无论蠕虫还是人类——来说，在生命个体达到性成熟时，老化就开始了。[114] 这意味着，就在你的胸部最挺拔的时候，就在你只希望自己快快长到 21 岁、这样你就能合法地出入酒吧和俱乐部，除此之外一无所想、从未考虑过衰老这个问题时，你的身体就开始老化了。

就在你的胸部最挺拔的时候，就在你只希望自己快快长到 21 岁、这样你就能合法地出入酒吧和俱乐部，除此之外一无所想、从未考虑过衰老这个问题时，你的身体就开始老化了。

大约在你能合法出入酒吧和俱乐部时，你的身体组织和体内器官就开始老化了。你的肺部组织——那些美妙的让我们能够自由呼吸的小气泡，开始失去弹性；你胸腔周围那些支撑着胸腔的肌肉开始萎缩。这意味着，随着你达到合法饮酒年龄，伴随着你的每一次呼吸，你所吸入的氧气都比之前少了一些。[115] 当然，这很可能从未引起你的注意。据一些研究显示，也许这是因为，在 24 岁后，我们的认知能力开始走下坡路。[116]

当你进入 30 岁后，你逐渐能看到、感觉到你体内所发生的一切变化。比如说，你的肌肉重量 [117] 开始减轻、功能开始下降，部分原因是，和 10 年前相比，你的生长激素和睾丸素降低了。大概就在那段时间，你的肾脏细胞开始减少，结果你的肾脏变小了，它过滤血液的效率降低了。[118] 在 30 岁前后，你的骨量将达到峰值。[119] 因此，注意在你 35 岁前通过营养和健身增强骨密度，就变得至关重要了。（参见第 9 章）

随着你进入 40 岁，你也许会发现，在光线昏暗的餐馆中浏览菜单，变得更困难了。那是因为，眼睛中的晶状体会随着年龄增长而变厚。[120]当你戴上了一副时髦的老花镜后，你也许会注意到，其他的一些身体衰老迹象也出现了。由于你头发滤泡细胞中的黑色素分泌减少，[121]你长出了白发；由于你皮肤细胞中胶原质的分泌量减少，[122]你出现了皱纹。你开始背痛，这是因为肌肉紧绷、椎间盘突出或久坐不动。如果你在餐馆中多喝了几杯，第二天的宿醉会比你 20 多岁或 30 多岁时更加难受，部分原因是，你的肝脏再也不能像从前那样高效地代谢酒精了。[123]

在你 50 多岁时，你会蓦然惊觉一个冰冷、残酷的现实——你明显衰老了，并且在继续衰老，这种衰老不同于你 20 多岁时经历过的那种细微的、不易察觉的身体老化，而是真正的衰老[124]（senescence）。Senescence 这个单词的词源是罗马神话中的衰老之神 Senectus（塞涅克图斯），Senectus 也是 senescent（衰老的）、senile（老迈的）和 senator（议员，理事）等词的词根。在这一阶段，你体内的更多细胞开始显露出岁月的痕迹——这些细胞被称为"衰老细胞"。[125]在这一过程中，衰老的种种迹象会更明显地外在表现出来；随着时间的流逝，更多细胞会走向衰老，你就会变得越来越老。（我们会在第 6 章中探讨更多细节）

在你 50 多岁时，你的肌肉、骨骼、皮下脂肪、胶原蛋白和弹性蛋白（它们让你的皮肤饱满而有弹性）会继续减少。[126]这就是说，在你 40 多岁时出现的那些淡淡的笑纹，会变得越来越深，你全身的皮肤开始微微下垂。你的例假很可能会变得非常紊乱；在绝经过渡期，你很可能会出现潮红、冷汗或是脑雾。

在你 60 多岁时[127]，随着你的皮肤变得更加干燥，那些一直到你 40 多岁时达在大爆发的"青春期"痤疮，都会成为过去。你的皮肤会变得更加脆弱，并且很可能会出现老年斑。如果你不经常运动，你的关节很可能会疼痛，因为你的软骨组织受到了磨损，关节没有以前那么润滑了，肌肉也变得更加瘦弱。你的消化速度减慢了，你可能会出现一些新的胃肠道症状，比如胃酸反流或便秘。你的新陈代谢速率也会略微变慢，这会让你的体重增加。你的膀胱肌肉会变弱，你膀胱所能储存的尿液量将变少。小心，在你大笑或咳嗽时，很可能会有少许尿液流出（你也许得多跑几趟厕所）。在 65 岁之后，你被诊断患有阿尔茨海默病的可能性将大大增加（尽管一些症状很可能在 20 年前就开始出现了）。[128]

一项研究显示，那些对衰老持有乐观心态的人，能比那些悲观的同龄人多活 7.5 年左右。如果恐惧衰老、对衰老表现出来的一些症状过度焦虑、对衰老将引发的消极影响过于担忧，会使衰老过程更加让人难以承受。

在你 70 多岁时[129]，你的味蕾数目会大幅减少，剩余的那些味蕾也会变得不敏感，因此你也许会发现，你的口味变了。你也许会发现，你的嗅觉也变了，因为你鼻子里的神经没有那么善于捕捉那些微妙的气味了。你会发现，你脖子上多了一圈赘肉，你长出了双下巴。你的新陈代谢速度会继续减慢，而心脏病发作的风险会上升。目前，心脏病是 75~84 岁老人的头号杀手。[130]

在你 80 多岁时[131]，你的活动能力也许会受到影响。在 80 岁以上的老人中，有 33% 的老人会出现迈步困难；25% 的老人会发现，从椅子上站起来极其困难。你很可能会突然患上某种慢性病（比如哮喘、高血压和糖尿病），并且很可能需要同时服用 3 种或 3 种以上的药物。

　　有个好消息献给大家，根据研究，在我们展望未来时，幸福感和满足感会随着年龄增长而呈现上升态势。尽管年龄的增长带来了眼袋和皱纹，但它也能给我们带来一些积极的情感，比如愉悦感和满足感会上升。没有人拥有能够预测未来的水晶球，但无数研究证明，老年人比年轻人幸福感更高。

　　实际上，全球多项研究不断证实，82～85 岁的老人，是最快乐的人群。[132] 并且，科学家们已经绘制出了幸福的 U 形曲线，也就是人一生快乐指数的起伏涨落。正如你所见，18 岁时的我们非常快乐，但在我们二三十岁时，幸福感会大幅下跌，然后会在中年之后再度上升。

幸福的 U 形曲线

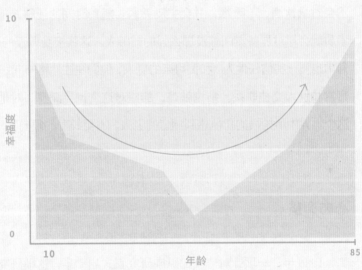

　　与此同时，其他一些研究显示，尽管在二三十岁时我们会觉得压力巨大，但在40 多岁时我们的压力感和焦虑感将开始下跌。[133] 我们处理人际关系的能力，还有我们的智慧，都会随着年龄而增长。

　　衰老也有实际优点，而并非只是个概念。找到迎接衰老的理由，有益于你的身体健康——并且变老显然能给你的精神世界带来不少福利。

美国女性目前的预期寿命是 80 多岁，但有一小群老年妇女，将迎来她们的百岁寿诞。研究衰老的科学家对这些百岁老人非常感兴趣，因为她们提供了一个模板，也许有朝一日所有人都能向她们看齐。为何有些人能在到达预期寿命后继续存活呢？是什么魔力让他们能享有如此高寿？

一些研究人员认为，高寿不仅仅是因为身体健康，还和性格密切相关。一些针对百岁老人的研究发现，这些能活到 100 岁甚至更久的老人，总的来说都是一些积极向上的人。[134] 他们没有神经质或者过度焦虑的倾向。大多数百岁老人都展现出了高度的责任感、良好的素质，他们愿意、也能够关注生活中的种种细枝末节。他们也能更细致地照顾好自己的身体。那些拥有积极生活态度的老人，更加注重饮食健康、身体锻炼，[135] 他们不会过量饮酒、不吸烟，并会主动就医。随着时间的迁移，他们的身体素质就会超过那些责任感没那么强的同龄人。这些接受调查的百岁老人，通常也是一些信任他人、和蔼可亲的老人，他们往往性格外向、善于社交，常常和别人交往联系。结论就是，那些对这个世界满意、对他们自身在这个世界中所扮演的角色感到满意的老人，有更长寿的倾向。

心态调整

1986 年，一项针对修女的纵向研究正式启动了，这项研究探索了心态和长寿之间的紧密联系。研究对象是一群年龄在 75～95 岁的天主教修女。研究人员收集了一些修女的手写日记——她们珍藏了毕生的日记本——并仔细研究了其中有关情感的内容。他们发现，那些在年轻时情绪更积极乐观的修女，比那些年轻时负面情绪更多的修女更长寿。[136]

研究还发现，对衰老持有乐观心态，也能让人更长寿。

一项研究显示，那些对衰老持有乐观心态的人，能比那些悲观的同龄人多活 7.5 年左右。[137] 如果恐惧衰老、对衰老表现出来的一些症状过度焦虑、对衰老将引发的消极影响过于担忧，会使衰老过程更加让人难以承受。反之，如果能以更健康的心态看待衰老，就能对健康产生积极影响。那些能够以平常心看待衰老的人，能更健康地走向衰老。[138]

但并非只需轻松快乐、随遇而安的天性，就万事俱备了。你的性格和态度，会受到一系列因素的综合影响：你的 DNA[139]、你的生活环境、你的社会背景，还有你的文化环境。态度会通过我们所处的社会和我们周围的人传递给我们。积极的心态是性格的一个方面，但也可以通过接受教育、接受信息而后天培养。

耶鲁大学的学者贝卡·利维博士（Dr. Becca Levy），自 20 世纪 90 年代以来，一直在研究态度和年龄之间的关联。她的研究证明，那些对衰老过程持有积极心态的老人，体质往往会得到改善，比如说，他们的步行速度会变快。这项研究比较了积极心态和身体锻炼能给我们带来的益处。[140]

思考片刻吧。健康变老是完全有可能的，这个观念本身就能让你变得更年轻。

CHAPTER 6

镜子与显微镜

揭开细胞衰老的秘密

　　几年前，我的小侄女出生时，她的几个姐姐已经至少读四年级了。在此之前，她最小的姐姐一直是家中的幼女，她简直没法相信，自己这位刚出生的小妹妹的皮肤，竟然是那样光滑和柔软，就像天鹅绒一般。

　　"她的皮肤真柔软，"她不断重复道，"我希望我的皮肤以前也有那么柔软。"

　　我说："你现在才 8 岁，你的皮肤现在就有那么柔软。"

　　她说："不是，她的皮肤太柔软了，太美了。"

　　于是我就像任何一个称职的阿姨一样，给她解释了一番生命的循环。

　　"你看，"我说，"她很美，你也很美。你的皮肤，还有阿姨的皮肤，外婆的皮肤，以前都那么柔软。在我 8 岁时，我的皮肤曾经也和你现在一样柔软。但是有朝一日，你的皮肤会变得像我现在一样。我们都会不断往前走，你我都是如此。我们就像树上的水果一样。先是一颗种子破土而出，然后开花、结果。等到果子成熟到了极点，就会从树上掉下来，落在地上，被动物吃掉。最终尘归尘土归土，它成了大地的一部分。"

她睁大眼睛看着我，不明白我怎么会从柔软的皮肤，一下子扯到了我们终将被野生动物吞噬这个话题上。

于是我概括了一下。

"从你出生后，你就开始走向死亡了。"

她说："哦，阿姨！"

这时其他的孩子们纷纷插嘴："扯远了，阿姨。这真让人失望。"

没错，这是一段让人不愉快的旅行。刚出生时，我们的皮肤是那样柔软、光滑；随着我们逐渐衰老，我们的皮肤——还有别的一切——将和我们一起走向衰老。皱纹是你的皮肤细胞深处正在发生变化的标志。年龄对皮肤的影响，是它对我们的第一个提醒：时间正在流逝，我们必须更加努力，才能赶上它的脚步。

———————

你一切器官的质量——无论你是否能看到它们——都会受到基因、选择和环境的影响。皱纹是你的皮肤细胞深处正在发生变化的结果。心脏病是心脏细胞、血液细胞、肺细胞，还有其他细胞深处正在发生变化的结果。

———————

一切衰老都是细胞的衰老

从你外貌所能看到的一切，都反映着你的内在——尽管你无法"看到"衰老对你体内脏器的影响，你绝对能看到，时间对你全身最大的器官、也是唯一的外部器官——皮肤——所造成的影响。和你身体的其他器官一样，你今天所拥有的皮肤，是在基因和环境的共同作用之下形成的。

你在镜中看到的自己的外表，能反映出你的妈妈在你这个年龄时的皮肤状态，还能反映出你在沙滩上度过了多少个漫长的白天、你有多少次忘记涂防晒霜[141]、你吸入了多少烟、喝下了多少酒，以及你是经常开怀大笑，还是经常皱眉。

皱纹是你的细胞深处发生变化的另一个表现。每个人的皮肤都会自然衰老，但一些不良习惯，比如长时间暴露在阳光下，会加速皮肤衰老。由于紫外线能分解胶原蛋白，让你的皮肤失去弹性，它会大幅加速皱纹的形成，这个过程叫作"皮肤的光老化"。[142]暴露在紫外线下，还会诱发老年斑——尽管老年斑对身体无害，但它是你一生中遭受了多少紫外线损伤的指示器。[143]正如我们所知，皮肤在阳光下暴露时间过长，还容易诱发皮肤癌。

你一切器官的质量——无论你是否能看到它们——都会受到基因、选择和环境的影响。皱纹是你的皮肤细胞深处正在发生变化的结果。心脏病是心脏细胞、血液细胞、肺细胞，还有其他细胞深处正在发生变化的结果。在遗传的作用下，随着你的肌体走向衰老，这些变化会在营养不良、缺乏运动、吸烟和压力过大等刺激下发生。

这就是为何我们会说，你的健康根源于你的细胞，因为你的一切都根源于你的细胞。你心脏的形状和结构，你心跳的模式，流经你静脉和动脉的血液的质量，你动脉和静脉本身的质量，还有你的头发、指甲、皮肤的质量——这一切都根源于你的细胞。

一个细胞的履历

如果你的细胞们想在你的体内谋求一个职位，它们应该在履历中列出它们所扮演的特定角色，以及它们共同承担的责任。你的一切细胞都在各司其职。心脏细胞负责心脏跳动，肌肉细胞负责肌肉收缩。但无论它们身在何处，为了让你生存下去，你体内的每个细胞都共同承担着两大基本责任：制造能量[144]与合成蛋白质。一些细胞也会进行分裂，形成新的细胞。在你生活在这颗星球上的每日每夜，我们一直依赖着这些细胞，它们是我们生命的通道。

在被重复利用多次后，这些维系健康、提供营养的生命通道，也成了衰老入侵人体的通道。但你的体内具有内在的保护机制，能确保让你的那些细胞回到正轨上——并将时间带来的损失降到最低。

你生命所需的大部分能量，是由线粒体产生的，[145]这个过程叫作细胞呼吸。作为细胞的组成部分，线粒体就是你体内的能源工厂。但和大多数能源工厂一样，它们也会制造出许多废弃物质，如果这些废弃物质没有得到妥善处理，它们就会污染周围的环境。细胞制造能量的副产品——自由基[146]——会损坏 DNA。DNA 周围的一些分子，比如蛋白质和脂肪，也会受到影响。所有这些不安和骚动的家伙——我们的身体无可避免地需要能量，它们只是制造能量的副产品，别忘了这一点——将诱发一些

事实上，随着我们日趋年迈，我们的细胞不再像它们（我们）年轻时那样能干、能够勇挑重担了。我们的细胞能够制造能量、蛋白质和新的细胞，让我们得以维持生命，但这个过程也有可能会带来危险、危害身体。

伴随衰老出现的疾病，包括心脏病、癌症、糖尿病、慢性炎症，等等。

合成蛋白质是一个非常重要的细胞活动，因为人体基本上是由蛋白质组成的——我们需要我们的肌体继续合成更多的蛋白质，让我们能够成长、痊愈并维系生命。我们的 DNA 是一个能发出各种指令、制造各类蛋白质的代码。每种蛋白质都有其不同的功用。如果你在显微镜下观察那些蛋白质，你会看到，它们错综复杂地折叠成了各种不常见的形状，就像小小的折纸工艺品一样。随着我们年龄的增长，一些新生成的蛋白质，不一定能折叠成正确的形状。当蛋白质那黏糊糊的内壁被翻到外面时，这些折叠错误的蛋白质 [151] 就会粘在一起，就有可能会形成一些有害的斑块沉积，这些斑块沉积将引起一些伴随衰老产生的疾病，比如阿尔茨海默病和帕金森病。

最后，如果没有足够的细胞，那么那些蛋白质和能量还有什么用？你的身体源源不断地需要新细胞，这样你的各个身体器官才能健康活动。当"较老"的细胞分裂，创造出和自己一模一样的细胞时，新的细胞就产生了。每当一个细胞分裂时，它会 100% 地精确复制自己的遗传物质。精确无误的细胞分裂，对身体健康、特别是我们走向衰老后的身体健康至关重要，因为那些没有正确分裂的细胞，最后会转化成癌细胞或其他的致病细胞。[152]

事实上，随着我们日趋年迈，我们的细胞不再像它们年轻时那样能干、能够勇挑重担了。我们的细胞能够制造能量、蛋白质和新的细胞，让我们得以维持生命，但这个过程也有可能会带来危险、危害身体。我们身体的每一部分，都是由这些微乎其微的小小部件组成的，我们的健康完全依赖于这些小小部件，这简直让人难以想象。但是，你越了解细胞老化，你就越能理解，如何能通过滋养你的细胞、支持它们的天然保护机制，由内而外地让身体得到康复。

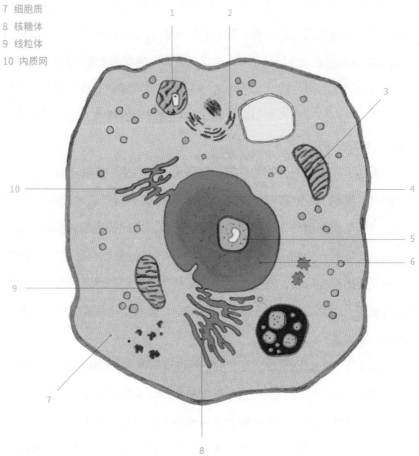

1 溶酶体
2 高尔基体
3 线粒体
4 细胞膜
5 核仁
6 细胞核
7 细胞质
8 核糖体
9 线粒体
10 内质网

两个星期以来，我的餐桌上一直放着一个毛毡制的细胞模型。桑德拉和我会取出其中的小部件来回摆弄，研究这些小小的细胞器的功能——它们正是我们所热爱的生命的基石。为了更深入地了解细胞，我们研究了这个模型多日，有时还会从打印机中拿出白纸，并找到几支铅笔或钢笔，画下细胞并且标注各个部分的名称，然后检查我们画得怎么样。每一个细胞都是一个小小的宇宙，一个自给自足的世界，它们负责将化学物质和分子转化成生命物质。想象一下，我们呼吸的每一口空气，吃下的每一口食物，都是我们细胞所需的物质，都是维系生命的重要成分，这是多么难以置信又震撼人心。

如果你想要更深入地了解你的细胞，我有一个好办法：找一张纸、一支笔——彩色铅笔会更有趣——给你自己画一个细胞，画下每个细胞器。你可以从细胞膜 [147] 开始，它就像是细胞的外衣。细胞膜负责贮留细胞内的液体，并阻挡陌生物质进入细胞，它就像一个细胞的代表，它负责告诉其他细胞，现在在它们眼前出现的，是什么细胞。细胞壁上密布着受体——一种特殊的蛋白质：它们负责和细胞外的世界交流，并帮助决定哪些物质能够进入细胞中、哪些东西还得在外面，等等。这些想要得到入场券的物质包括：激素、药品、钠和葡萄糖。是接纳它们，还是把它们打发走，都由细胞膜说了算。如果真的有什么不属于那儿的东西被放了进来，或者细胞蛋白需要分解的话，也无须担心：细胞中含有溶酶体 [148]，它包含一些特殊的酶，能消化一切挡道的东西。

一旦进入细胞壁后，你会发现自己被浸泡在了浓稠的液体中，这就是细胞质。在细胞质柔软的中心，你能找到细胞器 [149]。正如你的身体需要各种脏器处理能量、排出体内废物，你的细胞也拥有能够发挥类似功能的细胞器。细胞制造蛋白质的工厂叫作核糖体。核糖体所生产的蛋白质，可以通过高尔基体——它就像细胞之间的邮局——从细胞中输出，并输入到需要蛋白质的各个器官和组织中。如果你需要在一个细胞内部传输物质，你可以使用内质网，它的作用更像一名单车速递员。

细胞世界的中央是细胞核。细胞核中有一个核仁，核仁能产生核糖体。你的 46 条染色体存在于细胞核中，而你的绝大多数 DNA 都存在于这 46 条染色体中（你的线粒体中也有一些 DNA，那是你母亲赠予你的，我们将在稍后讨论）。

细胞核中的 DNA 含有基因片段，包括显性基因——被时间和环境所激活的基因——和隐形基因。此外是线粒体——细胞的动力工厂。[150] 它们利用细胞中的氧气，将糖和脂肪转化成三磷酸腺苷，或别的人类能够使用的资源。你的细胞将使用线粒体所制造的能量，为一切新陈代谢活动提供支持。

抗氧化剂：为何绿叶蔬菜是细胞的保护者

如果你爱吃健康食物、爱用抗衰老产品，你也许听说过抗氧化剂。在食品标签和润肤乳成分表上，它们常会出现，其神奇的魔力备受人们赞誉。很多人都模模糊糊地知道，抗氧化剂对我们有益；但你有没有想过，它们到底是什么东西？为什么它们对我们是有益的？

抗氧化剂——比如说，维生素 E 和维生素 C 中的抗氧化剂——能帮助人体对抗氧化带来的损害。氧化是细胞制造能量时，细胞中发生的一种自然现象。尽管含有抗氧化剂的补充品，被大肆标榜为青春之泉，但目前几乎没有什么科学研究证明，摄入或使用这些含有抗氧化剂的补充品能够对抗慢性病；一些研究甚至证明，大剂量的单一抗氧化剂，包括维生素 C 和维生素 E 在内，很可能对人体有害。[153] 但是，经常食用富含天然抗氧化剂的蔬菜、全麦谷物和水果，是你健康变老的最佳策略。

细胞中的线粒体，将消耗你所吸入的 95% 的氧气，为细胞呼吸作用提供能量。[154] 但这一创造能量的过程，也给细胞带来了巨大的压力，即氧化应激反应。那是因为，细胞呼吸作用中所必不可少的氧气，对你的细胞有害。为了让你的细胞能够在你体内富含氧气的环境中存活，它们必须将创造能量时产生的废物，转化成水分。如果缺少了这个小小的生物学伎俩，那么氧气对人体是有毒的。[155] 你一定见过旧栅栏和旧器械受到氧化的后果——被氧化后，铁会生锈。你希望你的细胞也这样吗？当然不。

细胞呼吸作用的机理如下：当你摄入食物后，循环系统中的血液，会将食物中的营养物质输送到你全身的细胞——从你的肌肉细胞到你的脑细胞。你的细胞会消化吸收这些营养物质。碳水化合物会被分解成葡萄糖等单糖，最后分解成三磷酸腺苷。三磷酸腺苷是一种能量分子，能直接给你的细胞提供能量。然后，线粒体会将三磷酸腺苷转化为人体可以利用的能量，让你的身体可以自如地运转活动，就像汽车的引擎能将汽油或电力转化成可以利用的能量、驱动车辆前进一样。这种人体可以直接使用的能量叫作二磷酸腺苷。

当你锻炼身体后，你需要更多能量，你的身体会对此做出反应，形成更多的线粒体。[156] 你的锻炼强度越大，你需要的三磷酸腺苷就越多，你的体内就会建起更多的能量工厂，为你的身体供给能量。

在这个创造和使用能量的过程中，你的细胞将依赖从分子到分子，或者从化合物到化合物（分子由 1 个以上的原子组成）的电子交换。尽管这个过程会给你的肌肉提供能量，它也会留下一些分子或化合物，这些分子或化合物所带有的电子，少于它们之前所带有的电子数目。失去了一个电子的分子缺乏有用成分，变得不稳定、不完整。这些两手空空的分子会成为自由基，像土匪一样袭击其他的分子，抢走它们的电子。这些盗匪让其他的分子失去了电子，从而给它们造成了损害。遭到洗劫后，之前的受害者变成了侵略者，它们会袭击其他的分子，直到它们找到电子。[157]

你一定见过旧栅栏和旧器械受到氧化的后果——被氧化后，铁会生锈。你希望你的细胞也这样吗？当然不。

这时抗氧化剂就能发挥作用了。抗氧化剂能保护我们的细胞和线粒体，它们通过提供社区服务，对抗电子高速公路上的盗匪所带来的氧化应激：它们会主动靠近那些自由基，把自己的电子提供给它们。获得电子能让那些自由基稳定下来。维生素 C 和维生素 E 能够发挥抗氧化剂的功效，

它们通过向需要电子的化合物提供电子，保护细胞不受被氧化的化合物和自由基的骚扰，这就阻止了那些化合物出去洗劫，伤害其他的分子。[158]

从保持身体直立到行走、点头，无不需要骨骼肌的帮忙。根据以往的研究，伴随着人体的衰老，骨骼肌会发生线粒体老化。但最近的一项研究提出，骨骼肌的衰退也许是久坐不动或者生病的后果，和年龄无关。为了说明这一点，研究人员们比较了 12 名年老的运动员和 9 位年轻运动员的线粒体功能，他们并没有找到骨骼肌会随着年龄衰退的证据。[159]因此，我们该在没有失去这些骨骼肌前多多运动。

谈到氧化应激及其导致的损害，我们的大脑面临着巨大的风险。尽管和身体的其他部分相比，大脑的重量很轻，但它非常贪婪、非常饥饿。脑细胞随时随地需要大量的能量。[160]如果不能从食物中获得稳定的葡萄糖供给、从血液中获得稳定的氧气供给——尽管你的大脑只占体重的 2%，它却需要高达 20% 的富氧血液[161]——在能量制造过程中产生的自由基，将严重损害大脑细胞。氧化损害有可能是阿尔茨海默病的一大元凶。[162]

细胞分裂和染色体端粒

大多数细胞都会分裂，这是它们的工作。它们会不断分裂。正因为如此，你才从一个小小的细胞，发育成一个健康的成年人；正因为如此，你的身体组织和器官，才会随着时间的流逝而不断再生；正因为如此，你受伤的皮肤才会自然痊愈。细胞分裂意味着一切。每一个细胞都是一个珍贵的容器，容器中保存着你的生命信息：你的 DNA。

你的 DNA 就像一串长长的串珠项链，每一颗珠子中都包含着一部分你的信息。你的基因中含有制造蛋白质、发挥其他细胞功能的指令，它

　　如果你把线粒体横切为二，你会发现一个中世纪或现代的艺术品：一个由皱褶和曲线组成的美丽迷宫。如果没有它们，我们永远无法创造出我们生存所需的能量。但除了美学上的价值和制造能量的本领外，它们还有一大堆让人惊艳的存在理由。

　　首先，在更大的细胞吞噬它们之前，它们是一些独立的小细胞。[163] 这点有多疯狂？科学家们认为，在远古的海水中，一个小小的原核生物——一种单细胞生物——遇到了一个比它个子大的原核生物。但是，体形较小的有机体并没有被吃掉，它俩学会了共生。更大的有机体负责提供营养，而它体内的那个较小的家伙负责提供能量。就这样，它俩幸福快乐地结合了，并且不断进化成更为庞大的有机体，最后进化成了人类。

　　所有的多细胞有机体——包括动物、植物和真菌——都有线粒体。[164] 由于线粒体曾是一些独立的细胞，因此它们拥有自己的DNA，也就名正言顺了。在人类的基因组中有20000到25000个基因[165]，但我们的线粒体中只有37个基因[166]。我们细胞核中的DNA来自我们的父母，而我们线粒体中的DNA，则单纯传自母系一方。因此，几代人的线粒体DNA能保持不变。如果你想通过用棉签擦擦脸，来追溯祖先的血统，那么线粒体中的DNA，一定能为你提供重要线索。

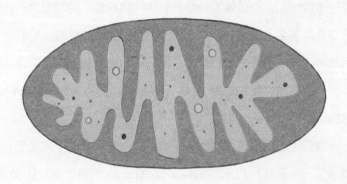

们会自发组织起来，打包形成染色体。你的 DNA 项链由两串这样的遗传密码组成，这两串 DNA 弯曲起来、紧紧缠绕在一起，形成了一个"双螺旋"结构。如果把这两条 DNA 分开，你会发现，每一条 DNA 有 6 英尺（约 1.82 米）长[167]——在你的每一个微乎其微的细胞中，都被塞进了长达 6 英尺的遗传信息。当一个细胞进行分裂时，它必须完美地复制所有这些信息。为了做到这一点，一些酶会分开这两条 DNA，分别探索其全长，然后创造出与之匹配的一组 DNA。如果发生错误匹配或者错误复制，你的健康就会受到威胁。

每当一个细胞分裂时——细胞经常进行分裂，特别是在胃部等处，胃细胞每隔 5 天就会更新一次[168]，DNA 的两端磨损得特别厉害。随着我们的 DNA 被一而再、再而三地复制，最后 DNA 的两端会受到严重磨损——一些重要的遗传信息就有可能丢失。遗传信息的改变有可能导致基因突变[169]，而基因突变有可能会诱发疾病。

幸运的是，我们的细胞拥有一种特殊的机制，它能维持我们的健康，让我们生存下去。它以保护性的 DNA 端粒的形式出现，这样的端粒叫作染色体端粒[170]。染色体端粒是我们体内体积最小的物质之一，但它们干的却是最重要的工作之一：保护染色体那脆弱的终端。它们有点像鞋带两端防止纤维散开的塑料薄片。你的细胞每复制一次，染色体端粒就会承受一次打击，保护你的 DNA 不受损伤。因为，如果 DNA 受到损伤，你的健康就会遭受严重威胁。

我们现在对染色体端粒的了解，在一定程度上应归功于一位名叫伊丽莎白·布莱克本（Dr. Elizabeth Blackburn）的科学家。从 20 世纪 80 年代起，她开始给池塘微生物的 DNA 终端排序，她和同事们因此赢得了 2009 年的诺贝尔奖。她的研究告诉我们，就像染色体端粒能保护你的染色体一样，你的细胞中也存在一种内在保护机制，为染色体端粒提供保护。

它就是染色体端粒酶[171]。这种酶能帮助修复、加长那些受损、变短的染色体端粒。

随着我们渐渐衰老，我们的染色体端粒会变得越来越短。实际上，你的染色体端粒的长度，可以成为从细胞层面衡量健康程度的一个指标。[172]染色体端粒缩短，就是人体即将生病的一个信号。如果你的染色体端粒变得太短以至于无法再保护你的染色体，在细胞分裂时，你的遗传物质也许就无法完美复制了，那么你的细胞就会衰老。[173]

但是，并非只有细胞分裂会让染色体端粒缩短。对于我们这些急欲了解如何才能健康变老的人来说，这绝对是一条重磅消息。科学家们正在研究环境因素——比如压力，对我们细胞健康的影响。

为了能对此有更多了解，我们走访了加州大学旧金山分校，并约见了艾莉莎·埃佩尔博士。她是一位心理学家，她让我们更深入地了解了细胞层面的我们自己。15年前，埃佩尔博士和布莱克本博士曾见过面，并从跨学科的角度讨论过细胞衰老这个话题：心理应激源是如何影响我们的细胞的？

染色体端粒是我们身体中体积最小的物质之一，但它们干的却是最重要的工作之一：保护染色体那脆弱的终端。它们有点像鞋带两端防止纤维分散的塑料薄片。

埃佩尔博士设计了一项研究，研究对象是两组妈妈。一组妈妈的孩子都很健康，而另一组妈妈的孩子都患有一种慢性病。这一研究测量了所有妈妈的染色体端粒和染色体端粒酶，发现那些由于每日护理生病的孩子、长期生活在压力之下的女性，她们的染色体端粒相对较短。[174] 其他一些测试发现，那些照顾患有痴呆症的伴侣的女性，她们的染色体端粒更短、染色体端粒酶的含量较少。此外，那些过度肥胖的女性的染色体端粒酶的含量更低。进一步的研究已经证实，营养不良和缺乏锻炼，也会引起染色体端粒缩短。[175]

总的来说，女性的染色体端粒比男性的长，一些科学家认为，这是女性比男性更长寿的原因之一。

在埃佩尔博士和布莱克本博士开始合作之前，科学家们普遍认为，只有基因这一个因素决定染色体端粒的长短。随后，全世界的人惊讶地发现，心理压力和生活方式也会从生理上影响我们的衰老程度，而这些改变在我们的细胞中是可测的。

为了保护我们的染色体端粒，我们能做些什么？研究证明，摄入营养丰富的食物、得到适当的休息并学会处理压力，能让你拥有较长的染色体端粒。你的性别也会影响你的染色体端粒的长度。总的来说，女性的染色体端粒比男性的长，一些科学家认为，这是女性比男性更长寿的原因之一。[176]

细胞的休息时间：了解细胞衰老

了解细胞衰老是了解衰老的关键。正如你肌体的其他部分一样，细胞也会随着年岁的增长而失去生命力。当一个细胞老到无法正确分裂并且其染色体端粒短于有效长度后，它就会衰老。细胞衰老相当于一个休眠阶段，起到让细胞休息的作用。研究人员相信，细胞的休息时间是保护人体不得癌症的关键，因为癌症就是受损细胞分裂、产生新细胞的结果。[177] 缺乏细胞衰老这个保护机制的有机体，往往会早早过世，多半是因为他们得了癌症。在你的免疫系统效率最高的时候，它会定期发现并清除那些衰老细胞，你的身体就会用健康的细胞，也就是那些能够安全、精准地进行分裂的细胞替代它们。[178]

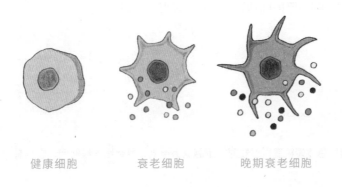

健康细胞　　　　衰老细胞　　　晚期衰老细胞

但是，在我们50岁时，我们体内的衰老细胞比我们年轻时多得多，它们会随着时间流逝不断积累。[179] 这些衰老细胞会导致肌体衰老吗？研究衰老的学者正在试图回答这个问题。一些研究已经证明，去除衰老细胞，能防止小白鼠罹患一些伴随衰老出现的病症，比如白内障和病态虚弱。[180]

我们有幸见到了巴克研究所的朱迪斯·坎皮西博士（Dr. Judith Campisi）。坎皮西博士是研究细胞衰老、肌体衰老和癌症之间联系的知名专家。我们在那天下午畅谈一番，谈话是如此热烈，以至于她楼上的同事打电话问她，他们是否错过了什么精彩派对。好吧，他们在静静地做实验，而我们在热火朝天地高谈阔论，并观察显微镜下的一个衰老细胞。我们了解到，在细胞衰老这一机制保护我们免受基因突变之害时，它们也会释放出一些炎性物质，那些物质最终将加速肌体的衰老过程。一些研究已经证明，那些物质可能也会导致肿瘤的形成。与此同时，我们了解到，衰老细胞的形成，能增强肌体疗伤的能力，并向那些组成免疫系统的细胞发出信号，让它们修复受损的组织。

在坎皮西实验室的著作中，还提到了更多的调查研究。这些研究能让我们更全面地了解衰老对我们的影响，以及我们该如何行动，才能充分发挥这一细胞保护机制的优点并将其损害降到最低。

树上飘落的树叶

当一个细胞的染色体端粒变得过短时，细胞就会衰老，并休眠一段时间，它也有可能会死亡。

一些细胞会干净有序地走向死亡，一些细胞则并非如此。如果你受伤了或是生病了，那么一群细胞就会向内破裂，将有害的毒素喷溅到周围的细胞中，并形成一块发炎区域。这一过程称为"细胞的坏死"[181]，它将导致你身体组织不可逆转的死亡。但是，当单个细胞出现问题时，大多数情况下细胞会以"凋亡"[182]的方式死亡，这是一个正常的生理过程。"凋亡"是一个希腊词，意指"树叶从树上飘落"。在这种类型的死亡中，一个细胞会按照既定程序走向终点——该离开时，它就会干干净净地撒手。你的免疫系统会注意到，这些细胞表面发生了变化，然后它会让白血球进驻，包围并吞噬这个死亡的细胞——这是你身体的一个难以置信的功能，在细胞内再利用、再循环的一个范例。通过"凋亡"这种方式，一个死亡细胞能在自己离开时，将营养物质传承给其他细胞，[183]就像一片飘落的树叶，会给树木提供养分。[184]

健康的细胞创造一个健康的你

我们所有人的生命，都始于一个单细胞有机体：一颗受精卵——它是人体中最大的细胞。在区区 9 个月的时间中，这个细胞利用细胞呼吸作用所提供的能量还有人体所提供的营养，在分裂了上百万次后造就了你——一个漂亮的女婴。在你生命中的每一天，包括现在，你的细胞都在行使着自己的重要使命，让你能一年又一年慢慢走向衰老。

你体内细胞的保护者——染色体端粒、细胞凋亡和细胞衰老——在纠正各种错误方面发挥着关键作用。就像人类一样，细胞也会犯错。因此，我们只看到了表面上的衰老。但我们从来没有见识过肌体衰老所导致的大部分损害——在细胞分裂和细胞呼吸时发生的各种错误——因为我们的身体太善于自我治愈了。

在你健康的一生中，你的身体在微观层面不断经历着转变、更新和重生。你的健康源自你的细胞。你从表面所看到和感受到的一切衰老的迹象，你的每一寸松弛的肌肤、每一条皱纹还有你感受到的每一次疼痛，都源自你的细胞。它们充满活力，并会对你所处的环境、你的压力水平、你的营养状况、你的激素和你的基因的反应，做出回应。一个个细胞不断出现、完成它们的使命，然后走向死亡，这都是为了让你能够继续生存下去，并且慢慢变老。

它们是你人生之旅的无名英雄。

CHAPTER 7

变形术

女性身体如何随着
时间推移而变迁

　　我的大腿正在发生变化。一天早上，当我淋浴完擦干身体时，我注意到大腿上的皮肤看上去不一样了。就像我身体的其他部分一样，我的大腿开始显露衰老的迹象。这意味着，如果我再不好好锻炼我的大腿肌肉，那么终有一天我会发现，当我提着一袋食品杂货上楼时，我的四头肌会感到又酸又痛。在前不久，我还能偷一偷懒、少锻炼几天，尽管这样做会影响我的精力和情绪，但是我的身体仍然充满活力、很有弹性。只要我好好锻炼几天，就能让它恢复原样，让我自己充满力量、精力充沛。但是现在，我似乎不能像过去那样快速恢复了——并且要过上好几天才能注意到变化。

　　我的身体再也不同于往昔了，哪怕和短短几年之前相比，都已大不相同了。在最近的数十年中，我一直坚持锻炼，尽管锻炼的强度不同。有时候，我会进行非常严格、非常耗时的锻炼。有时候，我会选择进行一些更能融入我的生活的锻炼。这些强度不同的锻炼，带来了不同的精神、心理和审美效果。我一直试图根据身体的需要进行锻炼。

　　到了这个年龄，我的身体需要比过去更多的东西，才能保持健康。

如果我希望自己能和十年前一样健康，我必须加倍努力。当然，我知道这一天终将到来，但当这一天真的到来时，我仍然吃了一惊。我已经如此熟悉我的身体，并且我非常了解，为了取得我想要的结果，我需要做些什么。但是现在，随着我迈入 40 岁，我的身体开始发生一些全新的变化，其中的一些变化，超出了我的掌控范围。

衰老导致的一切变化，都会不期而至，这一点让人气馁。但事实是，我们的身体，从我们出生的那一刻起，就在不断发生变化。我们的细胞不断进行自我复制，我们从胖嘟嘟的可爱婴儿，变成蹒跚学步的好奇孩童，婴儿肥渐渐消失，然后我们长成了长腿美少女，接着我们进入了青春期。在这些年中，我们的形体不断发生变化，我们的激素水平也在不断发生变化。随着我们长成性成熟的成年人，开始试着承担起成年人的责任，我们体内发生的变化，开始变得更加微妙（当然，除非你怀孕，因为发生在孕妇身上的变化，绝对谈不上微妙）。

我们的身体在一生中的各种变化，都是在我们的基因和激素的监督下完成的。它们帮忙管理着我们的一切——呼吸系统、循环系统、皮肤和肌肉。随着岁月的流逝，我们的体形会根据协同运作的身体各系统的健康程度和恢复能力而发生改变。

当然，我知道这一天终将到来，但当这一天真的到来时，我仍然吃了一惊。我已经如此熟悉我的身体，并且我非常了解，为了取得我想要的结果，我需要做些什么。但是现在，随着我迈入 40 岁，我的身体开始发生一些全新的变化，其中的一些变化，超出了我的掌控范围。

关于激素的一切 [185]

口渴难耐、欲火中烧、饥肠辘辘、昏昏欲睡——我们每天所体验到的许多身体感觉和情绪感觉，都源自激素向我们的大脑发出的信号。实际上，我们所有的人生体验，无不受到各种化学物质的复杂作用的影响——包括随着我们走向衰老，我们身体所发生的那些变化。

激素是各种腺体和器官分泌的化学信使。它们的任务是将信息传输到你的大脑和全身。"激素"（hormone）一词来自希腊语"horman"[186]，意指"唤起"或"激起"——正如我们所知，激素的确激动人心、让人兴奋。在各种维系你的生命并让你保持健康的人体活动中，比如长出新的肌肉和骨骼、消化食物、不让身体脱水、维持正常血糖等，激素都扮演着关键的角色。随着我们生长、发育、走向衰老，我们的激素水平会不断变化，它们所派出的信使也会不断变化。[187]

口渴难耐、欲火中烧、饥肠辘辘、昏昏欲睡——我们每天所体验到的许多身体感觉和情绪感觉，都源自激素向我们的大脑发出的信号。实际上，我们的所有人生体验，无不受到各种化学物质的复杂作用的影响。

激素是人体内分泌系统分泌的物质，内分泌系统[188]是遍布人体全身的一些器官和腺体的总和。你的脑垂体——你脑中一个类似豌豆大小的小小腺体，是这个系统的"主腺"。它负责统筹你体内众多其他腺体的功能。脑垂体后方是下丘脑，它负责维持你体内各个系统之间的内在平衡，即"体内平衡"。下丘脑分泌激素、发出电脉冲，把信号传输给脑垂体，就像交警一样，指示脑垂体该分泌何种激素、在何时分泌。

在脑垂体分泌的各种激素中，有一种叫作人体生长激素。在你的一生中，你体内的生长激素水平会发生波动：在童年时它会上升[189]，刺激骨骼和软骨发育，在青春期时达到顶峰，在中年后自然下降。脑垂体也会分泌促卵泡激素[190]，这种激素将刺激卵巢排卵。在绝经过渡期，促卵泡激素水平会升高。实际上，一些测试促卵泡激素水平的血液测试[191]，是医生用来测评你是否正处于绝经过渡期的一个手段。在绝经期后，促卵泡激素水平仍然居高不下。

脑垂体还负责分泌促甲状腺激素，它会调节你的甲状腺功能。甲状腺是人体颈部的一个腺体，它负责调控一切，从你的新陈代谢到你的体温高低、肌肉力量和心跳速率。在你年轻时，促甲状腺激素会根据你的睡眠 - 清醒循环周期的节奏分泌。白天，随着时间流逝，人体分泌的促甲状腺激素越来越多，在夜晚达到高峰。随着我们日趋衰老，我们在夜间分泌的促甲状腺激素会有所减少，有时会出现分泌不足的现象——这是甲状腺功能衰退的表现。

甲状腺病在女性中更常见。甲状腺功能衰退在年逾六旬的老人中更为常见。[192]当下丘脑发出的是电脉冲信号而不是激素信号时，脑垂体就有可能会分泌抗利尿激素，它会鼓励肾脏再次吸收水分，来调节人体内的水平衡。随着我们肌体的老化，抗利尿激素水平会升高，[193]这将让人体患上高血压或心脏病的风险上升。高水平的抗利尿激素会让老年人脱水的风险上升，因为他们的肾脏变得迟钝起来，肾脏对抗利尿激素的响应速度变慢了。[194]

人脑中的另一个内分泌腺体——松果腺，会分泌褪黑激素。也许你已经非常熟悉这种激素，有的人睡不着觉时，会服用褪黑激素助眠。褪黑激素能让人体意识到：一天结束了，现在该休息休息了。褪黑激素也能帮助控制女性生殖激素的分泌时间，并参与调节月经周期以及绝经过渡期的启动时间。[195]

了解甲状腺疾病

每 8 个女性中，就有 1 个会在有生之年罹患甲状腺疾病。随着年岁的增长，你会越来越熟悉甲状腺疾病。因为女性发生甲状腺功能障碍的概率，会随着人体走向衰老而上升。实际上，在度过绝经过渡期之后，女性罹患甲状腺疾病的风险将急剧上升。

正如你已了解的那样，人体甲状腺分泌的激素，关系到许多重要的生命机能，特别是新陈代谢。甲状腺出现问题，会引起各种月经困扰、怀孕困难，或在妊娠期间引发各种问题。[196] 在生完孩子后，女性有可能会得产后甲状腺炎，这种甲状腺炎症会影响超过 10% 的女性，让她们更容易疲倦、更容易生气。[197] 据估计，大约 2% 的老年人患有甲状腺功能亢进(甲状腺过于活跃)，而 25% 的老年人则罹患甲状腺功能减退(甲状腺不够活跃)。[198]

甲状腺过度活跃的症状包括：[199]

• 易怒、情绪波动、精神紧张、过度活跃或焦虑不安

• 对高温敏感，在高温下会大汗淋漓

• 手容易颤抖

• 显著的脱发

• 不来月经或月经量减少（如果你仍有月经）

甲状腺不够活跃的症状包括：

• 睡眠问题

• 感到疲乏

• 无法集中注意力

• 毛发皮肤干燥

• 感到沮丧

• 对低温敏感

• 关节肌肉疼痛

• 月经过于频繁，月经量过大（如果你仍有月经）

随着年龄的增长，那些出现甲状腺功能减退并且胆固醇水平过高的人，罹患心脏病的风险将上升。而那些出现甲状腺功能亢进的个体，罹患骨质疏松症的风险将上升。[200]

　　但也不必太担心了——只要有所了解就好。可以通过一个很简单、很常规的测试，测出你是否患有甲状腺疾病。治疗甲状腺病的药物也并不匮乏。[201] 如果你患有甲状腺功能减退，你可以服用一些甲状腺激素药丸。如果你患上了甲状腺功能亢进，可以服用抗甲状腺药物或 β 受体阻滞剂。

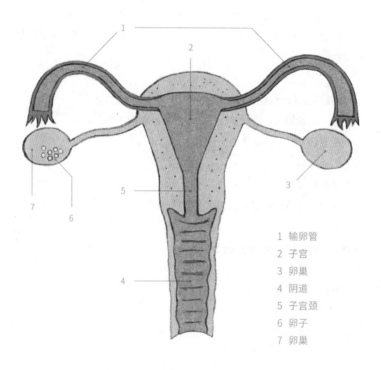

1 输卵管
2 子宫
3 卵巢
4 阴道
5 子宫颈
6 卵子
7 卵巢

我们的卵巢，我们自己

在你的卵巢中，储存着你的身体曾经产生的所有卵子。但是，除了生殖之外，你的卵巢还有更多功能。首先，它们会不断和你的大脑进行交流。你的一对卵巢是大忙人——在你的一生中，它们一直在和你的大脑交谈，讨论你的各种情况。

你一来到这个世界上，就拥有了一对已经完全发育好的卵巢，它们分布在你的耻骨两侧，就像水果一样挂在你的输卵管上，而输卵管通向你的子宫。你的其他生殖器官呈现出漂亮的粉红色，[202] 而你的一对卵巢呈现出更趋向抽象派风格的灰色。这对小小的、鼓鼓的激素工厂，是你体内最重要的器官，并且随着你年龄的增长，会变得更重要。

卵巢是内分泌系统的一部分，它会分泌两大类激素：雌激素和黄体酮。当你还是个蹒跚学步的幼童时，[203] 你的大脑和卵巢就开始了交流。你的下丘脑会释放出几滴激素，你的卵巢收到下丘脑的信息后，会用激素传回一条信息——它们之间的这一初次交流，使你对自己的身体、别人的身体产生了好奇心。当你长到 5 岁左右时，你的下丘脑不再分泌那种让你好奇的刺激性物质。因此，在接下去的几年中，你对自己的身体，不再那么感兴趣了。作为一个尚无生殖力的生命个体，你开始自由自在地投入到丰富的生活中去，尽情玩耍、学习、创造（顺便说一下，在你度过绝经期后，你将再次拥有享受这一切的机会）。到 10 岁左右时，你体内的性激素会再次激增，让你突然意识到，原来你班上的一些同学是女孩子。然而，相对于稍后即将密集涌入你卵巢中的那一大波激素——它们很快将永远改变你的人生——来说，这只是小试牛刀。

因为一直以来，从你出生到你进入青春期的漫长岁月中，你的卵巢一直在等待时机，促成你从小女孩到女人的转变。在卵巢开始释放卵子前，它已经开始分泌雌激素和黄体酮，为把你从孩童的世界送入成年女子的新天地以及伴随而来的所有祝福和挑战做好准备。[204] 随着卵巢逐渐分泌这些激素，你的臀部变得更宽，你的胸部变得更大，你开始长出阴毛。随着你成为一个进入育龄的年轻女子，大自然也会让你拥有圆润的脸颊、闪闪发光的眼睛和浓密光泽的头发。接着，你来月经了。

随之而来的是一波又一波的激素——大量的雌激素、黄体酮和睾丸素——这些激素将影响你的情绪，让你在每个月的不同时间，出现不同的情绪反应。[205] 激素也能帮助你保持战斗力，让你拥有敏捷的思维，还有干净的血管。实际上，在你 30 岁前，你的外貌看上去很可能和几年前没什么不同。

但不要理解错了：在你的体内，正在缓慢地发生着变化。随着你的身体开始准备迎接你四五十岁时出现的下一轮转变，你的雌激素、黄体酮和睾丸素水平开始下降。在你 30 多岁时，你也许会注意到，你的精力没有以前旺盛了，你的性冲动也没有以前强烈了。[206] 在你 40 多岁时，随着你的激素水平继续下降，你的情绪、睡眠质量还有性欲也会随之下滑；与此同时，你罹患某种伴随衰老出现的疾病的概率，却开始上升。

雌激素水平的下降，加速了绝经过渡期的到来——我们将在第 8 章中与你推心置腹地详谈这个问题。这也将成为女性朋友之间、女性和她的医生之间的一场非常重要的谈话。因为，绝经过渡期并不仅仅意味着生育能力的下降。雌激素水平的不断降低，会以各种方式影响我们的身体，包括在腹部储存更多脂肪、情绪和情感发生变化、更容易罹患心脏病，等等。伴随着绝经过渡期的到来，你的变化会严重影响你的身体健康和幸福安乐。

在你开始排卵时，你的体内储存着大约 30 万颗卵子，数量堪称庞大。[207] 但相比你一出生就拥有的 200 万颗卵子，就不算多了。在你的一生中，只有几百颗卵子会从你出生时所拥有的上百万颗卵子中脱颖而出，被你的卵巢选中并被排出。就像定时器一样，你的卵巢会按月排出卵子，这颗卵子等待着受精。如果它没有受精，你还会来下一次月经，于是这个周而复始的循环又开始了。

但是，当一名女子到了 30 多岁时，她的卵子的质量将显著下滑。正如两个女人绝对不会以一模一样的方式走向衰老一样，各个女性生育能力的变化过程，也绝对不会如出一辙。一些女性在刚 30 岁出头时，就会出现生育困难；而另外一些女性，却有可能在 40 多岁时还能顺利怀孕。和你的整体健康一样，你的生殖健康也是你的基因和环境的写照——各种变数会影响女性卵子的数量和质量。但有一点是相同的：女性的衰老将伴随着生育能力的下降而到来。[208] 并且随着我们的生育能力下降，我们的激素水平也会发生波动。

生孩子（或不生）如何影响你的健康

就像我们做出的一切选择一样（包括那些其实并非我们自己做出的选择），生孩子或是不生孩子，将影响我们的健康。

如果你怀过孕，你一定对那 9 个月中，你身体所发生的各种变化有过亲身体验——其中一些相对来说也许不是那么愉快。但研究表明，孕育 1 个或 1 个以上的孩子，能给女性的身体带来一些积极的变化——包括降低女性罹患乳腺癌和卵巢癌的风险。[209] 一本非常权威的医学刊物《柳叶刀》上，发表过一项研究。研究重新分析了在 30 个国家中进行的 47 项流行病学研究，这些研究涉及 5 万多名患有乳腺癌的女子，而对照实验对象多达 10 万余人。研究人员们发现，一次分娩和一年哺乳，分别能将女性罹患乳腺癌的比例降低 7 个百分点和 4 个百分点。与此类似，一项护士健康研究也发现，女性的哺乳期每增加 1 个月，罹患卵巢癌的比例就会降低 2%。[210] 也许这是因为，处于哺乳期的女性不再排卵，降低了她们体内的雌激素和黄体素水平，而这二者正是乳腺癌的高危因素。[211] 哺乳也改变了乳腺细胞的表现，降低了它们变成癌细胞的可能性。

而从未生育过的女性，也会遇到一些健康风险。从没怀过孕的女性，例假从未中断过，这会使女性罹患子宫内膜异位症的可能性急剧上升。[212] 在正常情况下，子宫内膜组织生长于子宫内侧，但是，当它蔓延到其他器官中时，就会引起子宫内膜异位。它会导致大量流血、性交疼痛、强烈痉挛，有时还会导致不孕症。而那些生育过的女性罹患子宫内膜异位症、多囊卵巢综合征、子宫平滑肌瘤的概率则相对较低，[213] 但她们有可能会罹患子宫脱垂 [214]（骨盆底肌肉松弛，引起子宫下坠到阴道中）和其他生育引起的疾病。

成为一位母亲的确会给女性带来一些健康风险，特别是在情绪健康方面。在每 7 个新妈妈中，就有 1 个会患上产后抑郁症。[215] 德国的一项近期研究显示，分娩后的第一年，是女性心理健康最差的时候，比女性遭遇离婚、失业、伴侣死亡时更加糟糕。[216] 现在你已经知道，抑郁症以及其他情感压力，会使人体罹患其他疾病的风险上升，并且有可能对长寿构成威胁，因此新妈妈应该注意保护她们的身心健康，这点非常重要。

当下，女性最常见的癌症是乳腺癌，每 8 个女性中就有 1 个被诊断患有乳腺癌。这意味着，美国每年有 23 万女性会患上乳腺癌。

随着年龄的增长，我们罹患癌症的风险也会增加。当下，女性最常见的癌症是乳腺癌，每 8 个女性中就有 1 个被诊断患有乳腺癌。[228] 这意味着，美国每年有 23 万女性会患上乳腺癌，其中有 4 万人会为此殒命。但有个好消息是，自 20 世纪 90 年代以来，乳腺癌的死亡率降低了，这应归功于人们提高了警惕意识、强化了疾病排查，并且如今的治疗方案更多。[229] 目前在美国各地，大约有 300 万乳腺癌幸存患者。

随着我们的细胞不断进行分裂并复制遗传信息，不正确复制的风险上升了。当我们年老时，细胞分裂的次数越多，出错的概率就越大。这些错误会导致基因突变，让癌细胞乘虚而入、大肆扩散。

基因突变的原理如下：在我们的基因组中，有一些非常有益的抑癌基因，它们能防止我们罹患癌症。我们还拥有一些会诱发癌症的基因，叫作原癌基因。在人体中的非癌变组织中，基因中会产生抑癌基因，并抑制原癌基因（换句话说，援助你的基因较多，伤害你的基因较少）。如果一个抑癌基因由于基因突变未被激活，或者一个原癌基因被基因突变给激活了，那么细胞就会失去控制地肆意分裂，并让人罹患癌症。

当我们走向老年时，人体发生基因突变的可能性会急剧增长。此外，如果我们常常暴露在香烟烟雾、紫外线辐射和化学毒素等不良环境中，导致人体发生基因突变的可能性也会大幅攀升。也许我们与生俱来就越来越容易罹患癌症，至少越来越容易得乳腺癌。

我们很荣幸地见到了玛丽 - 克莱尔•金博士（Dr. Mary-Claire King），她是一个备受称颂的人类遗传学家。她曾在 2014 年在纽约举办的世界科学节上，做了一个关于这方面内容的讲座。她的研究课题是分离和了解基因 BRCA 1 和 BRCA 2，她的讲座精彩极了。

BRCA 基因是抑癌基因，BRCA 基因突变诱发了 5% ～ 10% 的乳腺癌、15% 的卵巢癌。如果你遗传了来自你的父母一方的突变基因，那么你就成了易患乳腺癌和卵巢癌的高危人群。对于血统中有这个基因的家族来说，家族历史就为携带者指明了危险。但仍有半数遗传了 BRCA 1 或 BRCA 2 突变基因的女性，她们的家族史中并没有乳腺癌和卵巢癌患者。[230]

如果基因中存在 BRCA 1，那就意味着这名女性罹患乳腺癌的风险高于 50%，罹患卵巢癌的风险达到 15% ～ 45%。金博士提醒听众们，她所采集的每一个数据，都来自真实的人，她们的痛苦是真实的，预后也是真实的。

金博士认为，应该给所有超过 30 岁的女性提供检测，[231] 检查她们体内是否携带这两个基因。如果女性知道自己携带着突变基因，她们就能尽早采取行动。

女性身体各个系统如何衰老

有时，似乎只在一夜之间，我们突然变老了——我们的脸蛋、肌肤和大腿突然变了。但事实是，这些年中我们所经历的一切变化，没有一个是突如其来的。起初，这些变化在我们的细胞和器官中缓慢进行着，微妙至极；随着我们年龄的增长，我们身体各个系统的磨损消耗，就会以更明显的方式表现出来。下面让我们简要概述一下，岁月将如何影响你的各个身体系统：

呼吸系统：肺、气管和肺部通道

如何衰老

呼吸系统为你的血液（以及细胞）供应氧气，并除去体内的二氧化碳。随着年龄的增长，你的肺将失去一定的弹性，你的肺泡（含有空气的细胞）会变得松松垮垮的，因此会滞留空气，这意味着你通过呼吸输送到血管中的氧气会略有减少。随着年龄的增长，你的肺抵抗感染的能力将降低，咳嗽将越来越弱，清肺功能将变差。[217]

如何保护你的肺

如果你有吸烟习惯，那么你最好能在年老时戒烟，戒烟有益于你的肺。你也可以选择一些常规的心肺功能锻炼，并摄入一些富含抗氧化剂的食物，以保护你的肺细胞。空气污染是另外一个问题，经常在室内燃烧炭火，也会刺激你的肺脏。油漆味、灰尘和各种颗粒都会让你的肺染病，或恶化已有病情。你也可以注射流感疫苗。[218] 为了让肺部健康达到最佳状态，最好避免呼吸道感染。

癌症排查

当细胞失常后，这些不正常的细胞会不受抑制地生长、分裂，这有可能会引起癌症。随着年龄的增长，人体罹患癌症的风险急剧增加，男性的患病风险略高于女性。无论男性还是女性，癌症都是当今美国人的第二大死亡原因。[219]

在一些发达国家中，多达 1/3 的癌症患者有过度肥胖、久坐不动、营养不良或者吸烟过度的情况。[220] 在美国，肺癌是第一大致命的癌症病因。[221]2014 年，在美国有16 万人死于肺癌，其中 80% 都是吸烟导致的——也就是说，每年有 12.5 万例死亡属于可预防死亡。

为了预防癌症，你可以这样做：戒烟、注重饮食、坚持锻炼，并在特定年龄阶段，注意排查那些在该年龄段最容易得的癌症。排查癌症能帮助医生尽早检测出那些不正常细胞。而事实证明，尽早发现、尽早治疗，能大幅提高人体战胜癌症的概率。[222]

• 21～65 岁：子宫颈——定期做巴氏涂片检测和人乳头状瘤病毒检测，有助于防止子宫颈癌。

• 50～75 岁：结肠——做结肠镜检查，排查结肠癌。

• 50～69 岁：乳房——每年做乳房 X 光检查，排查乳腺癌。

• 55～80 岁的重度吸烟者：肺部——做低剂量螺旋式电脑断层检查 (CT)，排查肺癌。[223]

视觉系统：眼睛，神经系统

如何衰老

你的眼睛通过晶状体将光线聚焦到视网膜上，然后将外界信息传输到大脑中，从而让你能够看到物体。[224] 随着我们走向衰老，视力会受到直接损害。50 岁的女性罹患干眼症的概率，是同年龄男性的两倍。[225] 白内障会让晶状体变得浑浊，女性罹患白内障的概率同样也高于男性。随着你的衰老，你很有可能会看不清附近的物体，你的色彩识别能力也会受到损害，在你读书看报时，你将需要更明亮的光线。

如何保护你的眼睛

尽可能远离电脑或电视屏幕的强光，[226] 外出时戴上墨镜，保护眼睛不受紫外线的伤害。并记住，糖尿病和高血压等疾病也会影响你的眼睛。[227] 多喝一些水，别让眼睛缺水。β - 胡萝卜素、维生素 C 和锌等矿物质对眼睛的健康也很重要，因此你该摄入充足的果蔬。留意钠和糖的摄入量，如果你摄入的钠和糖过量，也会诱发眼疾。

泌尿系统：肾脏和尿道

如何衰老

你的泌尿系统通过排出体内的废弃物，平衡你血液中的水分、电解质和酸的含量。当你变老时，肾脏细胞会变少，这意味着你的肾脏实际上变小了。流经你肾脏的血液变少了，在 30 岁前后，肾脏过滤血液的效率开始降低。尿道也会随着年龄的增长发生变化：随着雌激素的减少，女性的尿道会变短变薄。膀胱能贮存的尿液更少，膀胱肌肉变弱。

肾脏健康会受到其他疾病的影响，比如高血压和糖尿病。

如何保护你的肾脏

喝下充足的水，对肾脏健康非常重要。多多留意你的药物，也很关键。摄入过多的维生素、非处方药、处方药，都会加重肾脏的负担。[232] 所以你该让你的医生知道，你目前在服用哪些药物和膳食补充剂。还有，一定要戒烟。吸烟会损害你的血管，导致流入肾脏的血液变少。

沉默的杀手

血液会随着你心脏的每次跳动，输送到你的血管中。随着我们逐渐变老，流经我们血管的血液会发生变化。当血压高于正常值时，就会导致高血压。

你罹患高血压的风险会随着年龄增加[233]——实际上，在 60 岁以上的美国人中，大约有 65% 的人罹患高血压。一些人认为高血压并无大碍，甚至完全没有意识到，他们已经患上了高血压，因此高血压被称为"沉默的杀手"。高血压是中风、多种心脏病、肾病、眼疾和其他疾病的罪魁祸首。

量血压时测量的是舒张压值和收缩压值。舒张压测量的是你的心脏在两次跳动之间能够休息多久，而收缩压反映的是心脏输送血液的速度有多快。健康的血压是收缩压低于 120，舒张压低于 80，或 120/80。

高血压的高危致病因素很多。其中个人无法改变的因素包括基因、年龄、性别（女性在绝经期后患高血压的危险性会增加）、种族（非裔美国人比其他美国人患高血压的风险更高）。但也有一些其他风险因素，在你的掌控之中。保持健康的体重，饮食方面避免摄入过多盐分或酒精、戒烟，还有坚持适度锻炼、得到充分休息，都有利于控制血压。血压也会受到药物和补充品的影响。如果你患有高血压，一定要让你的医生知晓，你经常服用哪些非处方药——包括维生素。

如何衰老

心脏和血管是心血管系统的组成部分，它们负责将血液、氧气和营养物质输送到全身，并将体内废弃物质安全地排出体外。随着年龄增长，女性罹患心脏病的风险将逐年上升。在当代美国，无论对男性还是女性，心血管疾病都是头号杀手。

心力衰竭：了解症状

当流经心脏的血液突然受到阻碍、心脏无法得到足够氧气以不断输送血液时，就出现了心力衰竭。在这种情况下，病人如果没能快速得到治疗，心肌就会开始死亡。冠心病（最常见的一种心脏病）最容易引起心力衰竭。

女性朋友们应该知道，我们心脏病发作的症状，有时和男性并不一样。我们的症状有时会被误以为是消化不良、流感、恐慌发作，因此女性在心脏病发作时，有时不会马上寻求医疗救助。女性也可能会对自己的不适掉以轻心。

女性罹患心脏病的症状包括：[234]
- 颈部、下巴、肩膀、上背或腹部不适
- 呼吸短促
- 右臂疼痛
- 恶心或呕吐
- 大量流汗
- 头晕或晕眩
- 罕见的疲劳

除了每年体检和经常锻炼让心脏保持强健外，注意自己的真实感受并相信你的直觉，也很重要。心脏病发作后，是否能够立刻采取行动，对病人能否生还非常关键。

有 47% 的心脏病猝死发生在医院之外。[235] 这说明，许多人并不了解心脏病的预警信号，并且无法及时得到帮助。如果你有了怀疑，赶紧去检查！

心脏病的病因尚未有定论，但很多因素会让患病风险上升，比如年龄、家族史、吸烟、营养不良、缺乏锻炼等。[236] 治疗动脉粥样硬化——这是心脏病的临床表现——的主要手段是干预病人的生活方式，目的是逆转这些风险因素。心脏病也可以通过药物治疗。他汀类药物、降胆固醇的药物，都是医药界的福音，这些药物已经将心脏病发作的概率降低了 30% 左右。[237] 然而，和大多数药物一样，它们潜在的不良反应很大，并且如果这些药物和其他药物交互作用、发生反应，不良反应将变得更大。[238] 特别是，随着我们走向衰老，很多人都要服用多种药物。

如何保护你的心脏

注意饮食营养，进行充分锻炼，戒烟，并试着去了解女性心脏病发作的一些征兆。

骨骼肌肉系统：骨骼和肌肉

如何衰老

在我们年轻时，我们的身体能不断形成新的骨骼。但到 35 岁之后，我们再也无法形成新的骨骼了。实际上，我们开始流失骨量，让我们的骨头变得越来越疏松、脆弱。在 35 岁后，我们也会自然而然地失去一些肌肉组织，导致肌肉的力量和灵活性降低；肌肉能给脆弱的骨骼提供的支持将变得更少。并且随着我们的韧带和肌腱逐渐失去弹性，肌肉的灵活性也降低了。女性绝经后，随着雌激素分泌的减少，骨骼会变得越来越脆弱，骨折的风险也越来越大。

如何保护肌肉和骨骼

食用一些钙含量和维生素 D 含量高的食物，能帮助我们强化骨骼。重量训练能够锻炼肌肉，而肌肉能支持和保护骨骼。35 岁后，当你的肌肉质量下降时，如果你愿意付出努力，还能打造新的肌肉！

强化你的根基

骨质疏松症（osteoporosis，是"多孔的骨头"的拉丁文）是一种伴随衰老出现的疾病，它会让骨骼变得脆弱易碎。在我们年轻时，我们的骨骼非常柔韧，并且会不断再生长。实际上，我们的整副骨架，每过十年左右会全部更新一遍。[239] 破骨细胞会重新吸收旧的骨骼，而成骨细胞会形成新的骨骼。然而，随着我们年龄的增长，破骨细胞的数量会增加，因此骨骼破损的速度，就超过了骨骼形成的速度，引起骨量逐渐减少。这就好似，当你在翻新自己的住房时，承包商拆毁的建筑支架，比他们重新搭建的多。其结果是，整所房子没有从前那样牢固了。

在进入绝经期后，缺乏雌激素会促进破骨细胞的形成，引起更多的骨质流失，从而使患骨质疏松症的概率急剧上升。[240] 女性患骨质疏松症的风险，比男性高出 4 倍。[241] 遗传似乎是个重要因素，但环境也会起到一定作用。缺乏运动、维生素 D 含量低、钙吸收率低、服用某些药物、吸烟和缺乏肌肉，会让骨质流失得更厉害。[242]

患有骨质疏松症的病人，往往更容易发生骨折[243]。此外，意外跌倒及随后的住院治疗，也是老年人残疾和死亡的一大主因。

骨质疏松症并不存在明显的症状。女性往往在第一次骨折后，才意识到她们患上了骨质疏松症。但是，你可以让医生给你做个骨骼密度检测，看看你是否暴露在风险中。治疗骨骼疏松症的疗法不少，包括使用二磷酸盐进行治疗，它能通过抑制破骨细胞来保护骨骼。[244] 激素疗法也能降低骨骼密度较低的女性罹患骨质疏松症的风险。

通过补充维生素 D、钙和加强锻炼，可以将罹患骨质疏松症的风险减到最小。特别是，参加一些能够增强肌肉的负重运动，能够保护你的骨骼。

皮肤系统：肌肤、毛发和指甲

如何衰老

皮肤系统包括皮肤、毛发、指甲和汗腺。除了美观之外，你的肌肤和毛发对你的健康也很重要。这一系统覆盖并保护着你的整个身体系统，帮助控制体温。

正如我们所知，年龄会影响我们的发质和发色。它会变成灰色、白色或银色；头发的质地也会发生改变，它会变得更加粗糙、易碎或稀少。但是，这些变化并不仅仅发生在你的头部，你的睫毛也会变少或变得易碎。一些老年妇女甚至会大量脱落阴毛和腋毛。[245]

胶原蛋白的减少意味着，随着年龄的增加，我们的皮肤会变得更加干燥、更加没有弹性、更容易出现皱纹。此外，随着我们皮肤下面的脂肪层变薄，我们对寒冷的耐受力也降低了（还记得吗？在那些你一点都不觉得寒冷的日子里，你的奶奶却总是穿着毛衣）。心脏病发作的风险上升。我们的皮肤变得更加脆弱，更容易割伤或擦伤，并且这些日常小伤痊愈的时间，要比我们年轻时多出 4 倍。[246]

如何保护你的皮肤

有很多办法可以保护皮肤。如果你吸烟，请立刻戒烟。一些保湿产品，能让肌肤保持水润——多喝水也能起到同样的功效。记得全天候涂抹防晒霜。因为随着年龄增长，你的肌肤更容易被晒伤。[247]

毛发？哪儿？

当你站在镜子前看着自己，比如说，涂防晒霜的时候，当阳光照亮你的下巴时……你突然发现，你的下巴上至少有 1 根——哦，不，等等，3 根——小毛发。而且它们一点儿都不好看——它们是一些硬邦邦的、戳人的小浑蛋。或者，当你在洗澡时，你突然看到了乳房上的毛发。没错，这是常有的事。

没错，这并不是什么"女士胡须"，尽管这个名称还挺不错的。这叫作女子多毛症，患有此病的女性，会在通常只有男性才长毛发的部位——脸上、胸部和背部——长出毛发。[248]

这通常是男性激素特别是睾丸素分泌过量的结果。绝经后的女性在雌激素水平下降的同时，睾丸素水平上升了——这意味着，这名女性体内的睾丸素与雌激素的比例严重失调。这种情况也会发生在更年轻的女性身上，如果她们遗传了某种疾病，[249] 或者身体出现了某种异常，导致她们的睾丸素水平远远高于雌激素水平——比如说多囊卵巢综合征，就会导致这种情况。[250] 如果你注意到，你的下巴上出现了稀稀拉拉的几根毛发时，你可以自行解决，也可以向专业人员求助。从短期来看，拔除它们还是非常有效的；但如果想要一劳永逸地解决它们，你可以试试激光治疗或电蚀除毛。或者，和你的医生聊聊治疗方案，有一种乳膏可以用来除去身体局部多余的毛发。[251]

消化系统：口腔、食道、胃、胆囊、肠、胰腺和肝脏

如何衰老

消化系统承担着惊人的重要使命：从你吃下去的食物中，摄取、消化和吸收营养物质，并将未消化的食物残渣排出体外。衰老对消化系统的影

响并不是特别明显。但是，随着我们逐渐衰老，我们的胃会失去弹性，它将食物清空到小肠的速度更慢，因此它无法一下子处理大量的食物了。[252]

大肠处理体内废弃物质的速度也会变慢，导致肠蠕动减少，引起慢性便秘。乳糖酶——一种小肠中的酶，能帮助你消化牛奶——的分泌也会减少，这意味着，当你 50 岁时，你说不定就不想在你的生日蛋糕上淋上冰激凌了。

随着衰老的到来，肝脏也会失去大量细胞，体积变小、效率降低。[253]正因为如此，药物的各种作用和不良反应会在你的消化系统中作用更长时间，酒精也会停留更长时间。

如何保护你的消化系统

多吃蔬菜水果、多喝水对身体有许多益处，保护你的消化系统、让它能更顺利地从你的食物中摄取营养，就是其中之一。如果你没有喝下充足的水或摄入足够的纤维，你就会患上便秘以及营养不良。[254]

免疫系统：淋巴结、骨髓

如何衰老

免疫系统利用你体内的各大脏器——比如你的淋巴系统，将具有潜在危险的物质（比如细菌和受损细胞）转移到淋巴器官进行清理，并让白血球将它们送走，从而保护你不受伤害。随着年龄的增长，免疫系统的效率降低，对威胁的反应速度也减慢了。[255] 免疫系统的功能下降，会令我们年迈时更容易患上癌症、肺炎和流行性感冒。

随着年龄的增长，你的免疫系统所发生的变化，会影响你的身体对疫苗的反应。比如说，流感疫苗作用于老年人身上，就没有作用于年轻的成年人身上有效。[256] 你的免疫系统的力量，是你整体健康的一大标识。

实际上，科学家曾将人体免疫系统对流感疫苗的反应，作为判断一个人的生理年龄的关键数据。[257]

如何保护你的免疫系统

保护好你的免疫系统，它才能保护好你：吃对食物、进行锻炼、确保充足睡眠、减少生活压力。每年注射流感疫苗，尤其是如果你已超过65岁的话。[258] 据估计，在死于季节性流感的人群中，有80%～90% 是 65 岁以上的老年人。在因患上季节性流感而接受入院治疗的人群中，那个年龄段的病人占了 50%～70%。

神经系统：你的大脑，神经

如何衰老

神经系统是我们体内最易受到衰老攻击的组织。你的大脑是整个身体的控制中心。你的一切——从你的个性、你的记忆到你无须思考就会呼吸的能力，所有一切——都根植于你的大脑之中。你的大脑越健康，你的全身就越健康。

一些随着你的年龄而出现的认知改变，会以一些大脑退行性疾病的形式表现出来，比如阿尔茨海默病（我们即将了解到，这一疾病更容易影响女性）和帕金森病。不幸的是，我们至今尚未完全明白，这些疾病究竟是如何形成的。

如何保护你的大脑

你可以采取很多措施保护你的大脑，巧的是，这些措施也能保护你的肌肉、你的骨骼，维持你的情绪稳定。当你走向衰老时，坚持锻炼、食用有营养的食物、给自己充足的休息时间、创造学习的机会、重视减压、积极进行人际交往，这些都有利于你的大脑健康——还有你的整体健康。

控制与转变

你并不是一个静止不动的生命体。当你是个襁褓中的婴儿时，你什么都不会做，无法自食其力。后来，你长高了，变得更加强壮、更加聪明。10 岁时，你已经会做简单的家务、会做简单的数学题、能连续跑上 1 公里了。然后你继续成长，你的身材发生了变化，你变得更加高大、更加强壮、更加聪明，直到你完全长大。等你成年后，你将非常了解你的身体——你能准确预测，为了塑造完美体形，你需要做多少个弓箭步；从每个月的哪一天起，你的胸部会开始胀痛；还有，你什么时候会想吃个甜甜圈。

在你 40 多岁、50 多岁时，这些你已习以为常的身体规律，会再次发生变化。你的体形将发生变化；你的身体对你摄入的营养、进行的锻炼，也会做出不同的反应。你对自己身体的种种感觉，也会发生改变。所以，让我们先做好准备，因为岁月如飞刀、刀刀催人老，而前方的路途上，也许潜伏着许多磕磕碰碰。在你无忧无虑地忙着买卫生巾和卫生棉条、像是你需要一辈子用这些东西的时候，你可不会预料到这些前方的磕磕绊绊。因为没有什么能在我们的生命中永远存在——包括你的月经周期。

CHAPTER 8

热潮红

探索神秘的绝经过渡期

谈到女性的健康，绝经期一直是一大神秘地带。数十年来，人们总是语焉不详地把它称作"那个变化"。因为，尽管女性的身体在中老年会经历一些颇为深刻的变化，这点毫无疑问；但医学界至今尚未完全弄清绝经的生理意义——或者说，一个女性的生理，将如何影响她的精神世界和情感世界。

如今，我们能获取的信息、线索更丰富了，但我们提出的问题更多。研究人员正在超负荷工作，力争早日攻下这一难题。他们有了不少发现，其中最为重要的一个发现是：绝经其实不仅仅是"一个变化"，而是一个转变的过程。

绝经并不是在一夜之间突然发生的。"那个变化"并非突如其来：它是一个渐变的过程，只是伴随着绝经出现的绝经综合征，有可能会让人觉得猝不及防。在你还有月经时，你的绝经过渡期很可能已经开始了。有一个月，你可能突然没来月经；但到下一个月，你的月经又恢复了。或许，你会注意到，在你没来月经的那个月中，你的身体出现了某种不适症状，但等你的月经在第二个月如期而至时，那种症状又消失了。从热潮红到少来一次月经到完全绝经，或者从少来一次月经到热潮红到完全绝经，可能需要好几年的时间。并且，每位女性的过渡期都是独一无二的：独一无二的时间点，独一无二的综合征，独一无二的种种感受。

我们都会在人生的各个时间点，体验各种不同的转变，并且一些挑战会伴随着这些转变而来，比如身体上的不适和情感上的困惑。但这个世界是美好的，最后它们也会给我们带来成长的机会，丰富我们的情感世界和精神世界。在你人生的每一个重大转变时期，都会带来成长的机会，从蹒跚学步、月经初潮、产后恢复到重病后的康复，无不如此。在绝经过渡期，也是如此。

绝经过渡期因人而异

我很清楚，在未来十年左右的时间内，我将迎来自己的绝经过渡期。我越来越好奇，这一人生新阶段的到来，会给我的身心带来什么样的感受？身为女性并不是由来例假或者生孩子界定的，而是——我一直毫不怀疑，我有能力创造生命。当我的这一假设不复存在后，我会是何种感受？放弃会是什么感觉？我乃是肉体凡胎，它会如何影响我对这个结论的感受？因为绝经过渡期是我进入下一人生阶段的清晰标记。

我的计划是，抱着开放的态度、怀着勇气和信念，走进这一人生新阶段。我不知道在这一新阶段中，会发生什么事。但我可以回顾过去，回忆一下我以往步入人生新阶段时的种种感受。每一个新的开始、每一次放弃，都需要勇气和信念的支撑，我知道我拥有这样的勇气和信念。我还知道，我无须孤身经历这一旅程。我可以寻求帮助。我可以咨询那些已经经历过这一阶段的女性，让她们现身说法给我提出建议；我可以在各种信息的武装下，让自己变得更加强大。

想象一下吧！到目前为止，我们已经成功克服了身体带给我们的各种挑战，那是因为，有人在悉心照顾着我们，有医学专家在指引着我们，我们还能获得各种信息：这些信息不仅能让我们了解，该如何应对我们身体正在经历的一些变化，还让我们知道，如何让自己的身体快速康复、健康生长。正如科学所证明的那样，只要用准确的信息武装自己，让自己充满力量，并从容优雅地在这片未知的领域中航行，那么无论发生在我们身上的转变是多么富有挑战性，我们都能轻松应对。

如果在你月经来潮前，你并不知道不久后自己的短裤上
会出现血迹，那会怎样？你能想象吗？或许你会以为，
自己快死了。

我猜，数十年前，一定有人曾经赶在你来例假前告诉你，你很快要来月经了。回想一下，在那时，你的父母、姐姐、朋友、医生或老师很可能曾向你解释过，在不久的将来会发生什么事。但愿这个人做好了自己的工作，让你知道了，月经来潮是极其自然的事，一切都会好起来的。如果在你月经来潮前，你并不知道不久后自己的短裤上会出现血迹，那会怎样？你能想象吗？或许你会以为，自己快死了。

如果我们做好了充分的准备，我们就能更好地迎接新的挑战。所以让我们直接一点。什么是绝经，为什么说它是一个过渡时期？它会在何时以及如何发生在我们身上？

只有事实，女士们

当你上次来月经，已是整整一年前的时候，你就正式进入了绝经期。医生把最后一次月经称为"末次月经"（FMP）。女性绝经的平均年龄为51.4 岁，但是，一些女性在 42 岁就早早绝经了，[259] 而有的女性却迟至58.1 岁。

绝经过渡期包括三个阶段，医学上分别称为：准更年期、更年期、更年后期。准更年期又可分为两个阶段，准更年期早期和准更年期晚期。一个女性进入准更年期时越年轻，她的绝经过渡期就会持续越长的时间。

更年期的各个阶段并不是泾渭分明的。你并不能跑到医院测试一番你的卵巢，然后宣布，今天你已正式进入了准更年期后期。事实上，作为整个绝经过渡期的一部分，绝经过渡期的各个阶段往往和前后两个阶段相互衔接、相互接轨。月经周期的规律程度，决定了绝经过渡期各个阶段的演变过程。

我很快就要进入绝经过渡期的第一阶段，即准绝经期早期，所以我已经做好了心理准备：在不远的将来，我可能会跳过几次月经。我正在和你一样，通过了解这些事实，准备着应付伴随这些变化而来的情绪反应。

绝经过渡期的几个阶段

绝经过渡期始于你月经周期中出现的一个变化：可能是少来了一次月经，也可能是一次月经周期紊乱。如果你没有细心追踪你的月经周期，或者你有月经周期紊乱史，那么你很容易忽略这些变化。

绝经过渡期始于各种综合征，这些症状有可能非常不起眼，比如你少了一次月经。也有可能极端戏剧化，比如12月份你在空调房中醒来，却有史以来第一次浑身大汗。

当你进入准更年期早期后，你的月经周期已经发生了改变，你再也无法准确预测例假时间了。你的月经周期将长于过去或短于过去。比如，正常情况下，你的月经周期是28~30天，但它开始缩短至25天或延长至32天。或者你少来了一次月经，甚至连续少来了两次，然后在接下去的几个月中，你的月经周期又恢复正常了。

一些女性可能会经历一些伴随绝经过渡期出现的症状，比如情绪变化、热潮红、性问题、盗汗、发抖、抑郁、脑雾和睡眠障碍等。

当你连续少来三次月经时，你就进入了准更年期晚期。对一些女性来说，她们会连续三个月——或者更长时间——没来月经，然后她们的月经又回来了。但是，只要你连续三个月没来月经，你就进入了准更年期后期。在准更年期后期，你可能会出现热潮红、脑雾等症状。

准更年期会持续好几年。一个女人进入准更年期时越年轻，这个阶段就会持续越久。即便你已经正式进入了准更年期，只要你仍有月经来潮，你就仍然可以怀孕。中年得子的例子不在少数，这真让人惊喜！一个医生跟我们说过这样一个例子：一个进入准更年期的病人去看肿瘤医生，因为她担心自己的腹部长了一个肿瘤，那个"肿瘤"原来是一个胚胎。

如果你连续12个月没来月经，你就从准更年期迈入了更年期。目前还没有办法准确预测你何时会来最后一次月经，因此也没有办法准确了解你是否已经真正进入了更年期，直到你已一年没来月经之时，才能确定。

　　根据几项重要研究所做出的定义，本章概述了绝经过渡期的几个阶段。随着研究更年期的项目获得更多资金和更多关注，研究人员们正在探讨重新定义绝经过渡期的几个阶段，这将让我们能更准确地了解身体的各个变化，从激素水平的改变，到血管舒缩症状。但在目前，以下定义仍然提供了非常实用的时间轴，有助于我们了解绝经过渡期。

　　绝经过渡期：比"绝经期"这一提法更加准确。绝经过渡期是女性生命中的一个阶段，在这个阶段中，下丘脑—脑垂体—卵巢功能发生的变化，最终导致月经停止。这一过渡期及伴随它产生的综合征，比如热潮红，有可能长达 14 年之久。

　　准更年期：准更年期是绝经过渡期的一个阶段，在这个阶段中，女性注意到，她们的月经周期有可能会缩短、延长甚至缺失。准更年期有可能会伴随脑雾、热潮红、睡眠障碍等症状。在连续跳过三次月经后，女性就进入了准绝经期后期。

　　末次月经：女性的最后一次月经，只能根据你之后一年没有再来月经的时间往前推算。

　　绝经后期：末次月经后的生命旅程。

你的末次月经

　　你的末次月经，只能根据你之后一年没来月经的时间往前推算。末次月经的时间为何如此重要？因为你开始进入更年期的年龄，会以多种方式影响你的健康，而不仅仅影响你的生殖能力。在绝经后期，女性罹患各种疾病的风险更高，了解这点非常关键。对绝经后期的女性来说，引起生活质量低下、残疾和死亡的最常见原因，包括心血管疾病、癌症和骨质疏松症等。

　　"早发更年期"是指女性在 40 岁之前进入绝经过渡期。早发更年期会让女性更容易遭受各种伴随衰老产生的疾病的攻击；然而，与此同时，更年期引起雌激素分泌减少，这也能给人体带来一些保护。雌激素水平下降，往往意味着罹患乳腺癌的风险降低了。

如果你在 55 岁后进入更年期，那你所经历的是"晚发更年期"，这常常意味着长寿。[260] 那些更晚进入更年期的女性，患心血管疾病、骨质疏松症和骨折的风险更低。但是，晚发更年期也意味着你的卵巢比别人多分泌了好几年的雌激素；而体内高水平的雌激素，会导致乳腺癌、子宫内膜癌和卵巢癌的发生率上升。[261]

为何女性的更年期会提前或者推迟？答案是，这也是基因和环境的共同作用，就和许多健康问题一样。你妈妈和外婆的更年期时间，会影响你的更年期时间；[262] 你的种族、健康和体重，同样也会影响你的更年期。影响女性进入更年期时间的环境因素包括压力水平和是否吸烟。

无论你何时来最后一次月经，合理的生活方式都有助于缓解伴随更年期而来的一些综合征和风险因素。

全美女性健康研究

如果缺乏关于更年期的信息，会让人非常郁闷。但作为 21 世纪的女性，事实上我们非常幸运——医生和研究人员现在对绝经过渡期的了解，比过去充分多了。在 20 世纪 90 年代早期，几乎没人研究这个问题。多年以来，女性朋友们一直在向她们的医生诉说她们的更年期综合征，但医生们并不知道该如何解决她们的问题，甚至根本没有把她们的经历当一回事。当时拥有的数据资料不够充分，无法为每位 45 岁左右的女性提供她们急需了解的种种信息。然而，在随后的数十年中，出现了一系列新的研究，它们为我们提供了大量信息和真知灼见。其中有一项研究叫作全美女性健康研究（SWAN），它是美国历史上最重要的女性健康研究之一。[263]

全美女性健康研究的目标是，收集女性更年期的各种生理信息，以及关于女性中年生活和更年期经历的各种情感问题的信息。作为一项观察研究，研究人员们首先跟踪调查了若干名 42 ～ 52 岁的女性。在随后的数十年中，研究人员们采集了这些调查对象在绝经前、绝经过渡期和更年期后的身体健康数据。等到这群接受调查的女性活到 64 ～ 74 岁时，我们一定拥有了足够丰富翔实的研究数据，足以使研究人员发现重要的调查结果。目前这项研究还在进行中。

以下是全美女性健康研究及之前的一些研究的发现：

• 绝经期是一个过渡时期。

• 绝经过渡期的常见综合征包括：热潮红、出冷汗、心情抑郁、睡眠障碍、性问题、认知功能障碍等。

• 综合征的表现从温和到强烈不等，有可能单独出现，也有可能同时出现。

• 综合征有可能在一位女性第一次出现显著的月经周期紊乱之前就开始了。

• 体重、吸烟、压力水平还有无数其他因素，都将影响女性的综合征：她会出现哪些反应，她的反应会有多强烈。

• 每位女性所经历的绝经过渡期，都是独一无二的。

绝经过渡期的综合征

告诉你们一个好消息！伴随绝经过渡期的热潮红是真的，认知问题是真的，各种抑郁症状也是真实存在的。这怎么可能是好消息呢？因为在我们对更年期综合征知之甚少的那些漫长岁月中，正在经历绝经过渡期的女性处于水深火热中时，她们却很少能得到医生或家人的帮助和支持。没人明白，处于绝经过渡期的女性变得越来越健忘，这不仅仅是因为她们"变老了"，或者她们普遍容易抑郁。正如许多和女性生理相关的医疗问题一样，最近人们才揭开了女性绝经过渡期神秘的面纱。

但在过去 40 年左右的时间中，研究人员和医生们已经对更年期的机制有了更多了解，我们真是太幸运了。当然，我们也许没有下一代女性那么幸运，她们将掌握关于成熟女性走向衰老的更多知识。但比我们之前的那一代女性幸运多了，更年期的种种症状，曾经让她们感觉尴尬万分。有时，当她们向保健服务提供者寻求帮助时，还会引来狐疑的目光。

这些知识是送给我们所有人的礼物，因为了解未来我们将面临什么，不仅能帮助我们更好地应对我们体内所发生的变化，还能减轻伴随这些变化而来的综合征。

所以让我们多花一点时间，深入了解一下这些症状吧。

热潮红

热潮红和出冷汗都属于血管舒缩症状，是大脑让血管收缩或膨胀从而调节体温的产物，在夜晚或白天都有可能出现。有一部分女性未曾出现其中的一个或两个症状，而一些女性却像是中了大奖，两个症状都会出现。热潮红会持续 7 年多的时间，特别是对那些在准更年期就开始出现热潮红的女性来说，时间尤为漫长。女性的体重也会影响这些症状：在末次月经前，体重相对较重的女性，将比体重较轻的女性出现更多的血管舒缩症状。但在末次月经之后，体重较重的女性出现血管舒缩症状的情况相对较少。

全美女性健康研究还发现，女性对这些症状的反应，会影响她们对这些症状的体验。举例来说，那些对这些症状超级敏感的女性、一些更容易抑郁的女性或那些声称第一次发现自己出现热潮红时感到焦虑的女性，她们的热潮红真的会持续更久并且更为严重。没错，那些最容易焦虑的女性会出现最严重、最持久的症状。[264] 所以，即便你在不合时宜的时候汗如雨下，或者在被汗打湿的被单中辗转难眠，请尽量保持平静，并且你该知道，尽管这很烦人、很怪异、很不舒服，但它 100% 是正常的。

在绝经过渡期，我们都需要特别注意保持身心健康。情绪健康将影响身体健康。那些抑郁的女性，相对于一些心理健康状态良好的女性，更有可能出现一些健康问题。

一些女性所体验到的血管舒缩症状是如此强烈，以致这真的影响了她们的生活质量和身体正常运行的能力。对于那些出现强烈热潮红症状的准更年期女性来说，她们真的有必要去医生那儿跑一趟。

抑郁的心情 [265]

最近我收到了一个朋友发来的电邮，邮件中她提出，要把她的家、丈夫、一条狗还有两个孩子都低价卖给我。她并不是真的要卖了她深爱的家人，她只是正在经历水深火热的准更年期，时下没有心情应付他们。目前她易怒、烦恼、焦虑，但她至少还有心情开开玩笑，这多少让人宽了点心。

抑郁有可能会如影随形地伴随着更年期到来，并且其严重程度由轻度到极端严重不等。相比人生中的其他阶段，在绝经过渡期中，女性更有可能经历心理困扰，还有挥之不去的负面情绪。尽管我们常常将负面情绪全部归咎于激素水平的波动，但真相是，还有许多其他因素，都在我们的更年期体验中扮演着重要角色。正如其他伴随出现的问题一样，我们是否会在更年期出现情绪问题，取决于我们多年来所累积的经历、我们做出的选择，还有我们的整体健康状况。

对一些女性来说，更年期的抑郁症也许会变得非常严重——并且，如果你目前或从前就有抑郁症，请注意：在绝经过渡期到来前就曾出现过抑郁症的女性（包括产后抑郁症）或家族有抑郁病史的女性，更容易在绝经期患上抑郁症。

在绝经过渡期，我们都需要特别注意保持身心健康。情绪健康将影响身体健康。那些抑郁的女性，相对于一些心理健康状态良好的女性，更有可能出现一些健康问题。请记住，你的各个身体系统在同时经历衰老，一切都是相通的。抑郁症会增加患心脏病的风险，[266] 心脏病会影响你进入更年期的时间，[267] 进入更年期的时间会影响你患上其他各种疾病的风险。[268] 关注你的情绪健康，并在有需要时及时寻求帮助，以维护你的身心健康，这点非常关键。加强社交联系、坚持体育锻炼和摄入充足营养，能帮助减轻你的情绪问题，而压力和孤独会加重你的情绪问题。

脑雾的出现

更年期综合征的每个症状，都是一个小小的谜团，需要进行细致的研究。脑雾、健忘、无法集中注意力——多年来，女性一直在倾诉伴随更年期而来的大脑迟钝现象，但直到最近科学界才最终证实：一些女性的确会在更年期出现脑雾。

米里亚姆·韦伯博士（Dr. Miriam Weber）是美国罗彻斯特大学的一位神经心理学家。在他带头的一项研究中，研究人员测试了 75 位 40~60 岁的女性，评估了她们完成一些认知任务的表现。这些认知任务包括：学习新信息、记忆信息，并在一段持续的时间中关注那个任务。他们还让这些女性回答了一些问题，是一些关于她们有可能出现的更年期症状的问题，此外，研究人员还测量了她们的激素水平。

韦伯团队的发现是：更年期的确会对女性的工作记忆产生影响，这将影响她们加工新信息的能力，尽管这一影响似乎并不仅仅和激素水平波动有关。我们常常需要用到工作记忆：当我们在餐厅付小费时、计算一件衣服的销售价格时、计算股票价格的涨落时，都需要运用工作记忆。在更年期，女性的注意力也会出现问题。持续做同一件事——比如阅读一本冗长枯燥的书籍或计算税费，对一些参与调查的女性来说，显得尤为困难。此外，一些更加严重的问题，比如沮丧、焦虑和睡眠障碍，常常会发生在那些出现脑雾的女性身上。

全美女性健康研究还评估了女性的认知能力。由于这一研究已经监测了这样一些研究对象多年，研究人员能够做出判断：对于准更年期早期的女性来说，轻度和暂时性的认知障碍，是能够治愈的。

睡眠问题

睡不着觉的感觉真是糟透了。你只想好好睡上一觉，但是，当你晚上久久盯着天花板，辗转难眠时，你想象中的那些可爱朋友，可不会凭空出现、给你带来安慰。你明明知道，随着年龄的增长，得到充分睡眠对你已经越来越重要；与此同时，你也知道自己很可能今晚又睡不着了。这会让你更加辗转难眠。

一些更年期女性会失眠，即在晚上无法入睡或保持睡眠状态。根据一项分析测试的研究，有 38% 的更年期女性存在不同程度的睡眠障碍。[269] 在一项研究中，研究人员们研究了睡眠质量和更年期的关系，特别是激素、热潮红和冷汗等血管舒缩症状对睡眠质量的影响。[270] 他们发现，那些声称自己每周都有几个晚上会睡不着的女性，往往更容易出现那些血管舒缩症状。此外，正从更年期的前一阶段进入下一阶段（比如说，从准更年期进入更年期）的女性，随着阶段转换期间激素水平的改变，也更容易失眠。

目前，更年期女性所出现的失眠和睡眠问题，往往被当作睡眠障碍，予以传统的处理，包括服用非处方药和处方药。为了改善睡眠质量，你可以做这几件事：避免在晚上摄入咖啡因、让你的卧室尽量保持暗淡的光线、建立一个睡眠仪式、在上床前一小时不使用智能手机和电脑、不看电视，等等。如果你已经采取了这些措施，却仍然辗转难眠，那么你该找医生聊聊了。好好睡上一觉，对保持身心健康极为关键——如果你没有被剥夺睡眠，那么你的绝经过渡期很可能会愉快得多。

性与亲昵

在绝经过渡期，你的生殖系统会发生一些变化。此外，也许你的性健康也会发生一些变化，包括你对性爱的反应，你想要多少性爱，甚至还包括性爱带给你身体的感觉。

据一些女性自述，在绝经过渡期中，女性会出现各种程度的性问题。这些让女性苦苦挣扎的问题，包括性欲低下、阴道干燥、性交疼痛、无法体验到高潮等。如果你出现了其中的任何一种症状，那就找你的医生聊聊吧。有许多非处方药和处方药，能够帮助缓解阴道干燥等综合征。更年期也会影响你对亲密时刻的感受和体验，但你繁殖期的结束，并不意味着你性生活的结束。

实际上，研究表明，在绝经过渡期后，女性还能体验多年的性满足。2012 年一项对 40~60 岁的健康女性进行的研究表明，性满足实际上会随着年龄增长而增强。这项研究还发现，亲密程度是决定性行为愉悦程度的一个因素，那些声称和她们的性伴侣关系亲密的调查对象，私处更加润滑，情欲更强，并能体验到更多的高潮。

因此，仅仅因为你在 50 岁时享受到的乐趣少了一些，并非意味着，你无法在 60 岁、70 岁或 80 岁享受更多的乐趣。继续吧，继续，女士们！因为对一些女性来说，这将越来越棒，越来越棒。

和你的伴侣交流

在我们写这本书期间，几乎每当我们和别人聊天时，聊着聊着就会聊起衰老、人体、如何照顾自己和我们所爱之人这些话题。一天，我们偶然遇到了一个叫作马克斯的男人，他告诉我们一个非常美好的故事，一个关于他妻子的更年期体验的故事。这个故事真的让我们难以忘怀，因此我们想和你们分享一下。

为了能和自己深爱的女人待在一起，马克斯不远万里从新西兰来到了美国。他非常爱她。他告诉我们，他非常钦佩自己父母幸福持久的婚姻，并希望自己和妻子能像父母那样，彼此相爱、相敬如宾。他非常在乎她是否幸福，他们在一起非常快乐。

然而，在他俩一起生活了一段时间后，他注意到，她不再像过去那样，常常牵着他的手了。但这没有什么。有些事情总会随着时间发生变化，不是吗？他俩情比金坚、更胜从前。接着，在一个冷飕飕的夜晚，他下床去关卧室的风扇。他的妻子让他把风扇重新开起来。他问道："为什么？现在已经这么冷了，你会冻着的。"

"开电扇。"她说。于是他开了电扇，并且多盖了一条毯子睡觉。

第二天早上，她坐在他面前说："我有件事情要告诉你。"

"什么事情？"他问道。现在他开始紧张起来了。

"我进入更年期了。"她开始向他解释，对此他没有任何概念，因此他们聊了很久，她告诉他，有时她会觉得很热，有时又会觉得很冷并出汗，她把自己的那些症状都告诉了他。

马克斯说，当了解到妻子正在经历什么之后，他顿时觉得轻松多了，因为现在他能帮助妻子，度过这个艰难的过渡期。当他注意到，她没有牵着他的手，或者她似乎在裤子上擦掌心的汗水时，他会立即停下自己正在做的事。他会伸出手，握着她的手，拿出一块手帕，然后给她擦去掌心的汗水。在他这样做的时候，他在以最好的方式爱她——是她向他敞开了心扉。

种族差异如何影响更年期体验

直到最近为止，绝大多数针对更年期的大型研究，都将白人女性作为调查对象。如今，更多研究开始探索，绝经过渡期会以何种独一无二的方式，影响各个不同种族的女性，包括她们进入更年期的时间，以及有可能会出现的更年期综合征。全美女性健康研究发现，日本女性进入更年期的年龄，总的来说会晚上几个月；而拉丁裔女性总的来说会提早几个月。要将这些不同全部归因于种族不同，其实并不容易，因为社会经济因素也可能造成一定影响。在不同背景和种族的女性中，吸烟、受教育程度低和失业的女性往往更早进入更年期。[271]

据报道，不同种族的女性的更年期体验也是不同的。全美女性健康研究发现，拉丁裔女性[272]和非洲裔美国女性更常出现血管舒缩症状。[273]

最近有一项基于网络调查的研究，这次网络调查共有 500 多名美国女性参与。研究试图通过了解 4 个不同种族——白人、亚裔、拉丁裔和非洲裔美国人——的更年期综合征，来证明一些早期的研究发现。调查显示，血管舒缩综合征是各个种族的女性——亚裔女性除外[274]——最普遍的症状。亚洲女性似乎比其他女性更容易感觉到关节和肌肉疼痛。此外，据报道，总的来说，亚洲女性的更年期症状没有其他种族的女性那么强烈，这点也很有意思。

正如我们之前讨论的那样，过去的研究，将绝经期女性的态度及心态，和她们更年期症状的严重程度及持续时间进行了关联。实际上，这项研究显示，相对其他种族的女性，亚洲女性显得更加乐观平静。当然，如果试图全面了解种族对绝经过渡期的影响，还需要进行更多研究。但是文化态度的确会影响我们的体验，这点很让人着迷。

激素、年龄和炎症

这些日子，一切有关更年期的话题，最后似乎都会回到或直接指向激素在其中所扮演的角色上。在第 7 章中，我们已经聊了很多有关激素的话题。因为，随着年龄的增长，激素水平的波动，将影响你的整个身体健康。在处于绝经过渡期的女性体内，好几种激素——包括雌激素和黄体酮在内——的水平都会出现不规则增减。当卵巢分泌的雌激素和产生的卵子变少时，就会出现这种情况。

过去，激素水平的改变，被认为是引起女性更年期所有健康问题——包括热潮红等短期症状和骨质疏松症等长期健康问题——的始作俑者。现在我们知道，热潮红等症状，有可能是激素水平变化的后果；但激素和更年期综合征具体有何关联，至今尚不明确。举例来说，在一位女士最后一次来月经后，随着她的卵巢分泌的雌激素和黄体酮减少，一些更年期症状会随之消失，然而别的一些症状却继续存在，甚至变得更糟。[275]

如今，一些最前沿的更年期研究，试图阐释激素所扮演的角色，但其实激素所扮演的角色，未必和你所预期的相同。实际上，当前更年期研究的一个关注点是，炎症和衰老很可能是真正的罪魁祸首，而激素水平的波动只是炎症和衰老的又一个不良反应。

在过去的 20 年中，激素所扮演的角色一直是众多研究、众多讨论的焦点，并引起了许多争议。激素治疗（过去称为"激素替代治疗"）采用雌激素和黄体酮补充剂,减轻更年期的种种症状。对于激素治疗的总体功效和安全性,至今尚无定论。研究显示,激素能帮助一些具有特殊健康问题的女性缓和症状。对于其他一些女性,研究证明,激素补充剂有可能会引起一些健康问题,比如心脏病、乳腺癌和中风[276](需要注意的是,这种关联和病人开始接受激素治疗的年龄大有关系)。一个女性处于绝经过渡期的哪个阶段,她的更年期是自然到来的还是医疗干预的结果,还有,她摄入了哪些激素补充剂,这些都会影响激素疗法的安全性和有效性。

如今,一些最前沿的更年期研究,试图阐释激素所扮演的角色,但其实激素所扮演的角色,未必和你所预期的相同。实际上,当前更年期研究的一个关注点是,炎症和衰老很可能是真正的罪魁祸首,而激素水平的波动只是炎症和衰老的又一个不良反应(我们将在第10章中详细探讨衰老和炎症的关联——请继续关注)。正如老龄学专家正在探索,衰老是否是那些老年人常见病——比如癌症和痴呆症——的关键机制;更年期专家也正在研究,衰老、更年期综合征和细胞炎症[277]的潜在机制(总的来说会随着年龄增长出现上升态势)之间,究竟有何关联。雌激素水平的波动,会对免疫细胞产生影响,并有可能会影响正常的衰老过程,这也许会使更年期后女性罹患骨质疏松症和其他慢性病的风险上升。

事情变得复杂起来了。

数字的力量

绝经过渡期会影响你人生的方方面面,包括那些让你成为你的关键特征:你学习和记忆的能力、你晚上的睡眠质量、你的性欲水平和对性爱的生理反应、你对自己的感觉、你的外貌,还有你的世界观。

当女性到达更年期时，她们很可能已经牺牲了大量时间，忙着养育、培养和照顾身边的人，因此女性值得拥有他人的支持，尽管女性并不常常向他人索求支持。能够得到支持是件好事，更重要的是，能否得到支持，对我们的健康非常重要。相对而言，能够得到周围人支持的女性更快乐、更健康。能够得到他人的支持，对我们大有裨益。哈佛大学进行的一项护士研究显示，女性拥有的朋友越多，她们年迈时就越快乐、越满足。[278]研究人员还证实，在那些患乳腺癌的女性中，拥有亲密社交关系的患者，能比那些得不到此类情感支持的女性，多活一半时间以上。[279]支持可以来自伴侣、朋友、家人、孩子、医护人员，等等。

在经历绝经过渡期的时候，女性能得到的最重要的支持，来自她的医生。如果你还没有找到你喜欢的医生，是时候该找一个你喜欢、你尊重也尊重你的私人医生了。并不是所有的医生都了解，热潮红、情绪变化、睡眠质量变化和转瞬即逝的脑雾，都是绝经过渡期的正常现象。所以，如果在你跟你的医生聊起这些症状时，他／她以怀疑的眼神看着你，那么请你相信自己的直觉，另找高明吧。

另外，对你的伴侣敞开心扉，也是非常重要的。更年期并不是什么不可告人的秘密。如果它真的成了一个秘密，那么不该如此。进入更年期并不是什么可耻的事情，让你的伴侣知道你正在经历什么，对你大有裨益，他们也能从中受益：如果你正在经历一些让你倍感痛苦的或者深感困惑的事，以至于这些事情影响到了你的行为，那么你的伴侣一定会注意到。如果你出现了一些反常的表现，他们有可能会认为，这是因为自己有什么不对，而实际上这只是女性生理惹的祸。

此外，你不妨向你的同龄伙伴寻求帮助。你会发现，你的朋友们在这个旅程中也经历了很多，无论是在身体上还是在情感上。绝经过渡期最让人困惑的一点是，更年期的综合征对每个女性来说，都是独一无二的。

但是，我们当年月经来潮时的种种遭遇，也似乎不尽相同，不是吗？你最好的朋友在 12 岁就来例假了，而你一直到 13 岁才来月经，让你一直暗暗担心自己是不是出了什么问题。或者当你发现，你每个月都会出现水分滞留和乳房发胀的情形，而你的姐姐的症状是头疼和出疹子时，你也许怀疑过，究竟你俩谁才是"正常"的呢。或者，如果你的朋友怀孕时惨兮兮的，而你却无忧无虑、神采飞扬，那么你一定搞不懂，她究竟有什么可抱怨的。

当女性到达更年期时，她们很可能已经牺牲了大量时间，忙着养育、培养和照顾身边的人，因此女性值得拥有他人的支持，尽管女性并不常常向他人索求支持。能够得到支持是件好事，更重要的是，能否得到支持，对我们的健康非常重要。

尽管拿我们自己的体验和我们的女性朋友们比较，似乎并没有什么意义，但是感谢上苍，这些年来，我们还有她们可以聊这些话题。从痛经到孕妇晨吐到没来例假到别的身体不适，当我们向朋友们倾诉这些时，我们总能得到同情，找到一个可以倚靠的肩膀。此外，可以向别人倾诉，也能消除我们孤独无援之感。我们总能找到一些共同点，让我们知道，我们是正常的，并没有发疯，也并不孤单。所以，找你的朋友们聊聊吧。问问她们，她们此刻在经历什么。告诉她们，你此刻正在经历什么。和她们分享信息，尽管并非所有女性都会遭遇更年期综合征，或者她们的症状和你的症状不尽相同，或症状相同但表现方式不同，我们总能互相借鉴、互相支持。

绝经过渡期最让人困惑的一点是，更年期的综合征对每个女性来说，都是独一无二的。但是，我们当年月经来潮时的种种遭遇，也似乎不尽相同，不是吗？

我们需要彼此依靠才能生存下去。当你需要建议时，有那么一个女性曾经帮助过你；也许有一个你长大后想成为的女士，曾经给过你一些美好的建议。同样，那些比你年轻的朋友，也许也有问题想要问你。当别人和我们一起分享她们的智慧时，当我们和她们分享我们的力量时，我们的弱点就会消失，我们都将变得更加强大。

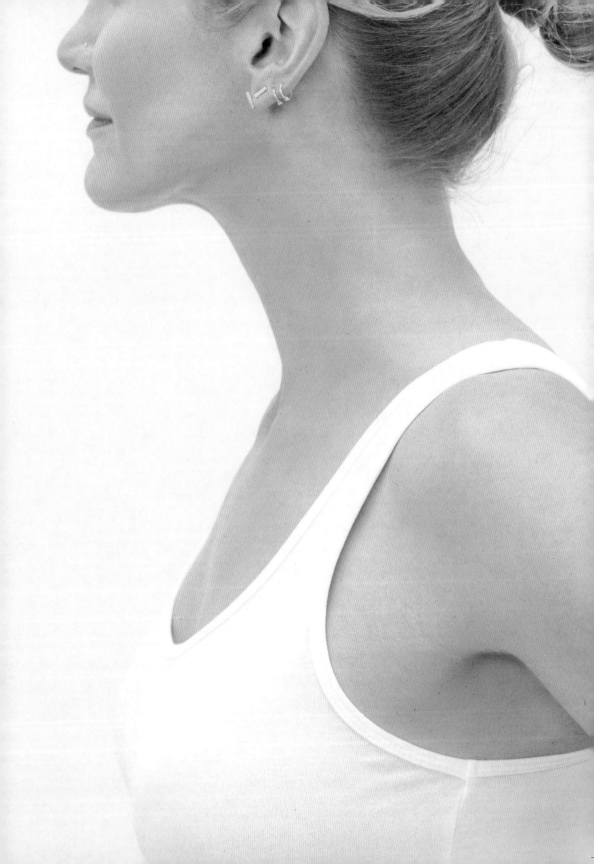

PART THREE

我们的目的地
延年益寿的艺术与科学

YOU ARE HERE
The Art and Science of Living Longer

我或许没去过我想要去的地方，
但我想我已到了我必须抵达的目的地。

—— 道格拉斯·亚当斯（Douglas Adams），
《灵魂漫长而黑暗的茶点时间》

CHAPTER 9

力量的三驾马车

通过饮食、健身和休息
塑造更强健的体魄

在我们探索健康变老的秘密时，我们往来于美国各地，和当今衰老研究领域中学识最渊博的人会面。我们了解了以虫子和果蝇为实验对象的基因控制。我们观察了载玻片上的衰老细胞，走访了测量睡眠质量的实验室，阅读了关于病毒和疫苗的种种知识。但在女性如何能让自己更长寿、更强健这个领域，最让我们激动万分的发现是：调理饮食、经常锻炼、减少压力、充足休息——甚至喝上一两杯红酒——是永葆健康和活力的基石。

我们曾穿着暖和的冬装，在国立卫生研究院的宏伟园区中，和一群致力于研究衰老机制的科学家一起散步。这一启示就是当时悟出的。陪同我们的有理查德·J. 赫德思博士（Dr. Richard J. Hodes），自 1993 年以来，他一直担任国立卫生研究院老龄问题研究室主任，在散步前，他曾陪我们坐下来，一边吃三明治，一边用外行人能理解的词汇，非常清晰地向我们解释了：人类的预期寿命怎样才能延长两倍。陪同我们的还有费利佩·塞拉博士，他是衰老生物学研究室主任，他和我们聊了不少关于长寿和基因的知识（在业余时间，他是个画家，画了不少美丽的画儿，他还喜欢弹吉他）。此外还有路易吉·费鲁奇博士（Dr. Luigi Ferrucci），他是国立卫生研究院纵向研究所的负责人、巴尔的摩纵向研究的负责人。他向我们介绍了，科学家们现在如何研究衰老问题。费鲁奇博士的厨艺也非常了得，他从意大利迁往美国时，随身带上了妈妈的食谱（他的朋友们透露，他家开着全镇最好吃的意大利餐厅）。

我们记下这些关于个人生活的小细节，是想说明，当今研究衰老问题的科学家，并不是一些穿着实验服的冷漠超然、不偏不倚的观察者。他们也吃外卖、画画、玩音乐，还会为朋友们做意大利面。他们也是人，他们也有日趋衰老的家人，他们自己也难逃岁月的影响，他们自己也希望能保持强健体魄、好好活在人间。他们的研究成果也会影响他们的人生，而不仅仅影响我们的人生。说到衰老研究，我们所有人都是这个伟大实验的实验对象。因此，这些前沿研究人员的观点——他们带回家的实践性知识，我们普通人也是可以借鉴的。

营养、健身和休息的协同作用，能促进细胞生长修复和能量的制造，让身体的各个系统发挥最佳性能。如果在一开始时，力量就在我们的身边，那么我们就能更好地武装自己、从容应对任何挑战，无论是生病还是受伤。

在散步时，桑德拉和费鲁奇走在一起。费鲁奇是这家美国历史最悠久的衰老研究机构的主任，桑德拉借此机会问了他一个私人问题。她想知道，这么多年来他进行了这么多的研究，那么他自己准备如何应对衰老？

费鲁奇先生说，每天早上他会跑步。尽管他工作繁忙，他会尽量让自己吃得好一些。他会避免生气动怒。简单地说，他会注意锻炼身体、注重饮食并减少压力。当今衰老研究前沿学者的真知灼见，竟然和那些我们从小耳熟能详的简单道理不谋而合——到户外跑跑步，多吃蔬菜、摄入蛋白质，和他人友善相处，还有晚上好好睡一觉——这些正是我们健康变老的秘诀，就像我们的老奶奶常常念叨的那样。

这些话我们已经听过无数次了。临床医师和实验人员一致同意：如欲对抗衰老引起的疾病，比如心脏病和痴呆症，你可以选择吞下一颗药丸，也可以检查一下自己所选择的生活方式。让你的身体得到运动、营养和休息，给身心解压，是你健康的基石。

这些健康要素常被分列出来，好像它们属于不同的课题似的，但实际上它们都是整体中的一个部分。如果没有健身或睡眠，健康、有营养的食物无法让你获得健康；每天坚持锻炼，却让你的身体缺乏营养供给，并得不到充足休息，也无法让你变得强壮；每晚睡足了 8 个小时，但没有好好摄入营养或是没有好好运动，无法让你目光炯炯、机灵活泼。但如果你能每天坚持做到这三个方面，你一定会为整个身心的变化感到惊艳。

健身、食物和睡眠是一个整体中不可或缺的组成部分。压力就像一个引爆器，会让你彻底垮掉。在本章中，我们将继续聚焦于食物、运动和睡眠如何协同工作，从细胞层面开始打造我们的身体。在下一章中，我们将更深入地探索，压力如何让我们变老；而释放压力如何让我们变强壮。

力量的三驾马车如何促进你的健康

衰老症状	目标	健身的辅益作用	营养的辅益作用	休息的辅益作用
肌肉损耗	塑造力量和肌肉	锻炼能给肌肉施压,这能促进肌肉生长。定期锻炼对塑造新生肌肉非常关键。	复合碳水化合物为你提供运动所需要的能量。摄入蛋白质能促进运动后的肌肉修复和再生。	睡眠能促进肌肉组织的修复和痊愈,这能帮助你的肌肉在使用后得到修复。
大脑退化和记忆力减退	敏锐的大脑	体育活动能加强大脑中负责思考和记忆的部分。[280]它也能强化大脑对抗神经退行性病变的一些内在保护机制,比如脑源性神经营养因子。[281]	蔬菜、水果中的植物源营养成分能给脑功能提供各种支持。Omega-3脂肪酸能让大脑更健康并能防止认知减退。[282]复合碳水化合物能为脑力提供营养。	在你睡眠时,你的大脑能自动除去一些会引发阿尔茨海默病和其他痴呆症的黏糊糊的斑块沉积。[283]
能量损耗	能量和活力	定期锻炼能帮助人体塑造更多肌肉细胞;更多的肌肉细胞意味着更多的线粒体,更多的线粒体意味着更多的能量。	复合碳水化合物和脂肪能为你的细胞提供宏量营养素,从而为你补充能量。脂肪是一个重要的能量供应方,每克脂肪提供的能量是碳水化合物的2倍。	睡眠能让你充满能量,并能让你拥有强大的免疫系统。得到适度睡眠也能帮你做出健康的生活方式选择。[284]
抑郁	更好的情绪	锻炼能降低应激激素的水平,增加血清素的分泌,并释放内啡肽,让你的情绪在短时间内大幅改善。	吃垃圾食品会让你感觉自己就像垃圾。研究已证实,重糖饮食会导致患抑郁症的风险上升,喝苏打水将导致染色体端粒缩短。[285]糖分也会引起慢性炎症。	睡眠能让我们更加放松、减小压力;缺乏睡眠会让人变得焦虑易怒。

154　THE LONGEVITY BOOK

力量的三驾马车

力量的三驾马车——营养、运动和睡眠——是在我们走向衰老时，用以保护自我的最重要的工具。我们的健康，在很大程度上取决于：在从事所有这些活动时，我们能否平衡好我们所消耗的能量和得到的休息（我们消耗的能量主要用于维持生命所进行的一些活动，比如新陈代谢和心脏跳动，以及我们走路、看书等）。我并不是说，好好睡一觉，就能让疟疾痊愈；或者吃一份沙拉，就能让牙痛彻底消失；或者成为一名运动员，就能让人永远不得癌症。我想说的是，营养、健身和休息的协同作用，能促进细胞生长修复和能量的制造，让身体的各个系统发挥最佳性能。如果一开始，力量就在我们的身边，那么我们就能更好地武装自己、从容应对任何挑战，无论是生病还是受伤。

健康变老的秘诀

每个蜂巢都有一个蜂后——一只特殊的蜜蜂。蜂后是独一无二的，它和它的子民们有许多不同之处。[286] 蜂后的体长超过其他蜜蜂，寿命也更长。在一个蜂巢中，唯有蜂后能分泌信息素，从而让其他蜜蜂为共同目标齐心协力地工作；并且只有它能繁殖后代。

不可思议的是：从基因上说，蜂后和别的蜜蜂毫无二致。但是，当它们还是幼虫时，就注定了只有一只小蜜蜂能成为蜂后，它能得到大多数的营养，也是最好的营养。让它比其他蜜蜂厉害的原因只有一个，就是充足的营养。在一个蜂巢中，谁得到的蜂王浆最多，谁就成为蜂后。[287]

纵观整个动物世界，营养就是健康，就是生命，就是命运。当你还是胎儿时，你母亲所摄入的食物会影响你的脑力和体力发育。你成长过程中摄入的食物，为你成年后的健康状况打下了基础。你今天和明天摄入的食物，将影响你暮年时的状态。

你的晚餐选择也会影响你的寿命。世界卫生组织在对超过 15 万人——其中女性占了将近一半——展开调查后，得出了一个结论：对超过 60 岁的人来说，良好的营养供给能够延年益寿。[288] 我们摄入的食物将影响我们的寿命，并影响我们每一天的状态。在我们饮食均衡的那一天，我们的胃没有受到伤害，我们就有充沛的能量工作、活动，我们积极活跃，我们凭直觉知道，这是对的；在我们午后想要蜷缩成一团小睡一会儿时——因为我们的体力都被用来消化那一堆通心粉和奶酪了，我们也能凭直觉知道这是对的。谁都希望有时能放松一下，但如果我们过于频繁地放纵自己，就会出现一些不良后果。当我们给予身体所需营养时，我们就能从中受益。

世界卫生组织在对超过 15 万人——其中女性占了将近一半——展开调查后，得出了一个结论：对超过 60 岁的人来说，良好的营养供给能够延年益寿。我们摄入的食物将影响我们的寿命，并影响我们每一天的状态。

许多研究表明，地中海式饮食——以食用新鲜果蔬、全麦谷物、瘦蛋白和健康脂肪为主——能降低人体罹患心脏病、结肠癌和中风的风险。[289] 最近的一次研究甚至认为，地中海式饮食能增进认知健康。[290] 研究人员跟踪调查了一些遵循地中海式饮食的实验对象 4 年，他们发现，

永远别吃下或喝下

· 含糖饮料 · 加工食品 · 深夜进食

少量食用

· 饱和脂肪 · 乳制品 · 红肉 · 一些禽肉

有时食用

· 鱼肉

常常享用

· 一杯佐餐酒

始终食用

· 早餐 · 每餐摄入瘦蛋白 · 大量蔬菜
· 分量充足的原果（特别是浆果）· 坚果
· 豆类 · 全麦谷物 · 橄榄油 · 淡水

受调查的男性和女性罹患阿尔茨海默病的风险都降低了 50%！[291] 证据显而易见：地中海式饮食对你的身心大有裨益。

那么如何享用地中海式饮食呢？其实很简单，真的。买一张机票就行了。或者你也试着多吃一点对身体有益的食物，少吃一些对你无益的食物。

50 岁以后的营养

过了 50 岁后，随着身材的变化，我们需要改变饮食，以满足身体的需要。不幸的是，尽管我们在这个人生时段需要格外注意营养，很多人对营养的重视却远远不足。事实上，根据美国人口调查局所提供的数据，大多数婴儿潮时期出生的美国人——65 岁以上的美国人——存在超重或肥胖。[292] 有 72% 的老年男性和 67% 的老年女性不是超重就是肥胖，这令他们罹患关节炎、糖尿病和心脏病的风险大大增加。肥胖的老年人更容易行动不便，需要别人照顾基本的饮食起居。他们更容易感到疲劳、脱力、头疼、头昏目眩或双腿肿胀，也更容易抑郁沮丧。[293]

根据美国人口调查局所提供的数据，大多数婴儿潮时期出生的美国人——65 岁以上的美国人——存在超重或肥胖。

另一方面，营养不良——没有获得足够的维生素和矿物质——是随着我们走向衰老又一个值得重视的问题。尽管营养不良未必一定伴随衰老而来，但在衰老过程中发生的许多变化——嗅觉、味觉、食欲和消化功能的变化——有可能会造成营养不良。[294] 营养不良有很多坏处，包括肌肉和骨骼流失，以及患病风险上升。

尽管地中海式饮食适合任何年龄层次的任何个体，但对 50 岁以上的人群来说，还有一些需要特别注意的事项。到了这个年龄，人体罹患各种疾病的风险将会上升，因此及时摄入各种健康营养物质，包括摄入充足的矿物质和维生素，就变得尤为重要。在服用膳食补充剂之前，最好先和你的医生确认一下，你血液中的维生素和矿物质水平是否处于最优状态。因为过量摄入这些营养物质，也未必是好事。如果你能通过健康的饮食和生活方式而非药物摄入这些物质，那就更好了！

通过饮食促进骨骼强健

你摄入的食物，可以促进你的骨骼健康——对于超过 35 岁的女性来说，这是一个好消息，因为她们无法再形成新的骨量了。钙质和维生素 D 是一对经典的组合，它们的协同作用能保护你的骨骼。你的身体需要维生素 D，维生素 D 能帮助人体形成一种叫作骨化三醇的激素，这种激素能促进钙质的吸收。

在奶制品、小白菜及羽衣甘蓝等绿叶蔬菜、黄豆等豆类食品、橙子和干无花果等水果、杏仁和芝麻籽等坚果和种子中，都能获得钙质。一般来说，女性的钙质建议摄入量如下：31～50 岁的女性每日 1000 毫克；51～70 岁的女性每日 1200 毫克。[295] 过多的钙质有毒副作用，因此当你补充钙质时，请确保每日不要超过 2000 毫克。[296]

你可以通过食物、膳食补充剂和晒太阳获得维生素 D。每天只需要 15 分钟的阳光照射，就能给你的身体提供合成维生素 D 所需要的矿物质。含有维生素 D 的食物包括：蛋黄、强化乳、多脂鱼——比如三文鱼和马鲛鱼。维生素 D 的建议摄入量如下：70 岁以下的人群每日不少于 600 国际单位，不多于 4000 国际单位；70 岁以上的人群，每日 800 国际单位。[297]

通过饮食促进心血管健康

随着对营养需求的重心逐渐转到补偿衰老带来的变化方面,我们可以通过减少饱和脂肪和反式脂肪的摄入量以及注意钠的摄入量,来保护我们的心脏。

美国心脏协会建议,我们每日从饱和脂肪——比如红肉中的脂肪——中获得的热量不应超过每日总热量的 7%；从反式脂肪中获得的热量,不应超过总热量的 1%。[300] 在一些包装食品、速食食品和人造奶油中存在大量反式脂肪。

食盐中含有钠,钠是维持生命（还有满足味蕾）所必需的,但它也可能会引起心脏病和高血压,并加大罹患中风和肾脏疾病的风险。加工食品和餐馆食物,是钠的两大主要来源。在家中烹饪时少放一点盐,并且注意你在摆上餐桌的菜肴中撒了多少盐。如果你已超过 51 岁,食盐的建议摄入量为一天不超过半茶匙，或者说 3200 毫克（等于 1300 毫克的钠）。[301] 当你在食品包装上查看钠含量时，要看含有多少毫克的钠，而不要满足于一个简单的比例。食品标签上的每日建议摄入量，是针对小于 50 岁的人群制定的。[302]

通过饮食改善情绪

缺乏营养会影响你的情绪。维生素 B_6 也称为吡哆醇，能促进你的大脑分泌血清素，这是一种能给人带来积极情绪的重要神经递质。成年人轻度缺乏维生素 B_6 的现象非常常见，那些营养吸收功能欠佳的人、甲状腺功能亢进或有心脏病的人尤其如此。摄入大量酒精会让人陷入缺乏维生素 B_6 的危险中。无法获得充足的维生素 B_6，会损害你的神经、皮肤以及循环系统。维生素 B_6 能够帮助人体形成髓磷脂，一种能保护你的神经细胞不受损害的蛋白质。女性应争取每日摄入 1.5 毫克的维生素 B_6：你能在强化麦片等碳水化合物，豆类食品，胡萝卜、菠菜、豌豆等蔬菜，牛奶、奶酪等奶制品，鸡蛋、鱼、动物肝脏和肉类等动物蛋白中，轻松获得维生素 B_6。[303]

通过饮食保护大脑

你的肝脏中存储着备用的维生素 B_{12}，供你的大脑随时取用，因为你的大脑需要这种维生素才能正常运转。但过了 50 岁之后，你的身体从摄入的食物中吸收 B_{12} 的能力变差了，你就容易缺乏维生素 B_{12}。[304] 维生素 B_{12} 含量过低，会引起阿尔茨海默病，还有一系列与大脑功能有关的疾病，比如颤抖、痴呆、视力问题等。维生素 B_{12} 主要存在于肉类、奶制品、鱼类、贝壳类、禽类食品和强化麦片中。素食主义者必须特别留意，才能保证自己能获得充足的维生素 B_{12}。缺乏维生素 B_{12} 的症状，包括贫血、发烧和盗汗。[305]14 岁以上的女性每日应摄入 2.4 微克的维生素 B_{12}，但怀孕期（需摄入 2.6 微克）和哺乳期（需摄入 2.8 微克）除外。[306]

通过饮食战胜衰老引起的疾病

随着肌体的老化，我们面临的最严重的健康风险，包括癌症、心脏病、中风和抑郁症。叶酸是一种 B 族维生素，能够保护你不受所有这些常见老年病的困扰。它还能降低高半胱氨酸——一种和心脏病有关的氨基酸——的含量。叶酸也能保护大脑和神经系统，有助于改善记忆力、听力、睡眠质量，缓和神经和肌肉的疼痛，避免抑郁症。在强化麦片、豆类、深绿色叶菜和橙子中，都含有叶酸。19 岁以上的女性每日应摄入 400 微克的膳食叶酸当量，但怀孕期（600 微克膳食叶酸当量）和哺乳期（500 微克膳食叶酸当量）除外。[307]

通过饮食防止肥胖

美国有超过 60% 的女性超重或肥胖。[308] 肥胖有可能会引起早逝。一项研究发现，在接近退休年龄时出现肥胖的女性，早逝的风险高于更苗条的同龄人，而残疾的可能性比同龄人高出 3 到 6 倍。[309] 肥胖也是心脏病、中风、2 型糖尿病、高血压、关节炎、乳腺癌等疾病的致病因素。健康饮食、维持健康体重意味着达到饮食平衡，摄入各种新鲜水果和蔬菜、蛋白质、健康脂肪和全麦谷物，并减少糖和加工食品的摄入量。它还意味着注意各种食物的平衡，使能量消耗和能量摄取实现平衡。

吃饭时喝一两杯酒，能让你的心脏更加健康（还能让你在外面度过一个有趣的夜晚）。但请记住，其实女性特别容易受到酒精的不良影响。[310] 研究表明，雌性果蝇会比雄性果蝇更快醉酒，人类也是一样。你很可能知道，如果你喝得和男性一样多，你会比他们醉得厉害。你以为这是因为你的体重比他们轻，身材比他们小，然而事实并非如此。如果你和一个和你体重、身材一模一样的男性一杯杯对喝，你仍然会比他更快感受到酒精的作用。喝下等量的酒后，女性血液中的乙醇含量高于男性，因为男性会分泌一种消化酶，它能更快地分解乙醇。[311]

胃排空所需的时间，也会影响酒精的作用时间。当人体喝下某种液体后，液体就会进入胃部，在那儿停留片刻，然后转移到肠道中。这个过程所需要的时间，就是胃排空时间，女性的胃排空时间比男性更长。那半瓶酒会在你的胃中停留更长时间，这将增加酒精被你的血液吸收的时间。[312]

这一切都意味着，身为女性，我们应该格外警惕酒精的摄入，并确保在饮下成人饮品后，喝下大量的水。酒精会给我们的健康带来经久不去的负面影响：女性更容易患上酒精性肝病，[313] 而酒精性肝病将导致肝硬化。还有，宿醉太难受了。

运动以塑造肌肉

在数百万年前，我们的祖先——狩猎人兼采集者，完全依赖自然环境满足他们的热量需求。如果你没有力量长途跋涉、杀死比你更大更凶猛的动物，那么你就完蛋了。就算你有力量逮到动作迅疾的动物，或能在智力上胜过它，你的肌肉仍有可能会受到伤害。根据自然选择法则，只有那些能够快速恢复并适应的人，才能生存下来并繁衍后代，因此，他们的子孙与生俱来就拥有了更为强健的体魄。

这一段进化史，对我们这些正在走向衰老的女性来说，意味着什么？这意味着，我们与生俱来就拥有了更强健、适应性更强的肌肉，能够抵抗生活带来的种种压力和磨损。事实上，如果没有这种种压力和磨损，我们的肌肉就会萎缩衰退。当你的身体接受体能挑战时，你的肌肉中就会出现微小的撕裂，而这正是肌肉生长的基础。当你举起重物时，挑战你的肌肉的重量，会促进你的肌肉生长。如果没有力量，没有运动，就没有生长。

随着肌体走向老化，我们的身体不再像年轻时一样，处于塑造肌肉的黄金时期。[314] 当你年轻时，你的身体简直就是为塑造肌肉而存在的：每隔几个星期，形成你的肌肉的蛋白质，有一半会自动更新。接着，当你 35 岁生日到来时，尽管你的肌肉仍有可能继续更新，但这一过程开始变得困难起来，因为你的身体组织对塑造肌肉的各种活动不像过去那么敏感了。与此同时，你体内的蛋白质制造工厂的效能也开始降低了。

尽管你的肌肉会日渐衰退，但随着年龄的增长，你的肌肉仍有可能变得更加强壮。研究人员发现，肌肉生长是一个动态的过程，会受到我们生活方式的影响。施加力量、加强锻炼，你的肌肉就会生长——无论你处于哪个年龄段。

在造访巴克研究所时，我们曾和西蒙·梅洛夫博士（Dr. Simon Melov）——澳大利亚的一位健身和衰老问题专家[315]——有过一番畅谈。他同时也是一名运动员——我们会知道这个，是因为他给我们看过一段他在一个健身中心做空翻的视频（太厉害了，梅洛夫博士！）。更让人印象深刻的是，他给我们看了一位 80 岁老人的肌肉核磁共振成像图，由于缺乏运动，他的肌肉中堆满了脂肪，看上去像是萎缩了。然后，他给我们看了一位体格健壮的 80 岁老人的核磁共振成像图，他的肌肉呈现红色，非常健壮，看上去就像年轻人的肌肉。

坚持健身、注重营养，能逆转伴随衰老出现的肌肉流失。营养对于保护你的肌肉至关重要，因为你的肌肉迫切需要蛋白质。可是，你的身体无法像储存脂肪（或将碳水化合物转化成脂肪储存）一样，长时间地储存蛋白质。既然指望不上蛋白质储存，你必须特别留意，在每餐摄入一定的蛋白质，为你的肌肉提供修复和生长所需的基础原料。

塑造肌肉以保护你的骨骼和大脑

　　塑造肌肉是抵抗伴随年老而至的另一大损失——骨骼流失——的最好办法。强健的肌肉能支持你的骨骼，也能在你不慎摔倒时保护你。随着肌体的老化，我们的平衡感变弱了，我们更容易失足滑跌，而且滑倒变得更危险了。研究显示，当老年人摔倒并摔坏臀部时，相比身体健康的同龄人，他更可能在 1 年中去世。实际上，有 1/3 髋骨骨折的老人会在 6 个月之内去世。[316] 对女性来说情况尤为糟糕：每年约有 25 万女性髋骨骨折，因此死亡的高达 3/4。[317]

　　因此，无论我们年龄多大，我们都得坚持运动。我们一定要积极锻炼身体——这意味着定期去健身房、锻炼出一身汗，但也可以在白天多运动运动。如果你整天坐在一张办公桌前一动不动，然后在健身房中锻炼一个小时，你仍然有可能会患上因久坐不动引起的疾病。

　　如果我们保持久坐不动，衰老就会让我们变得体弱多病。但锻炼能让我们变得更加强壮。锻炼的健身效果是惊人的。一项斯坦福大学的研究分析了随着肌体老化，运动健身对健康的影响。研究人员采样调查了一群 50 岁以上的跑步者，并跟踪调查了这群跑步者 21 年。[318] 他们发现，与不跑步的同龄人相比，他们的心血管更健康、肺活量更大、骨含量更高、身体更加强健。好吧，也许这点并不让人意外，爱跑步的人当然比不爱运动的人体型好。但是，和久坐不动的同龄人相比，跑步者的炎症标志物水平更低、对疫苗的反应更快、大脑功能更强。

如果你问我的话，我得说，这些证据足以说服我们多多运动。绝大多数关于锻炼和衰老的研究也得出了同样的结论：无论在哪个年龄段，健身都能保护我们的脑力和体力。[319]

人到中年的新陈代谢

随着我们日益衰老，人体新陈代谢的速度会逐渐减慢。这点现在很明确了。但这一变化将如何影响我们的体重？一个身材匀称的女性，如何才能继续保持匀称的身材？一个超重或肥胖的女性，如何才能让身材变得匀称？让我们先来了解一下我们的新陈代谢机制、新陈代谢为何会变慢、如何让它再度加速。

比如说，你知道吗，你身体每天所消耗的 70% 的能量，其实和锻炼毫无关系。[320] 那些能量被用于你的基本生命活动——呼吸空气、消化食物、心脏跳动——基本上就是那些在你不知不觉中帮助你维系生命的活动。你休息时所消耗的能量——仅仅为了维持你的生命所需的能量，叫作基础代谢率（RMR）。

从大约 20 岁开始，你的基础代谢率每过 10 年会降低 1~2 个百分点。[321] 随着肌体的老化，我们更容易流失肌肉并积累脂肪。肌肉比脂肪消耗更多的能量，因此你的去脂体重越低，你的 RMR 就越低。[322] 这就像鸡和蛋的问题：究竟是去脂体重降低引起 RMR 降低，还是 RMR 降低引起去脂体重降低？

你的循环系统依赖于一部功率超大的泵——心脏。心脏将富含氧气的血液通过动脉输送到你的各个组织和器官中，然后将血液重新输送回你的静脉中，静脉将含氧少的血液输回你的肺部，并重新注入氧气。为了维持生命，在这一惊人的系统中，静脉、动脉和毛细血管绵延伸展，长达数公里。通常情况下，你必须对抗重力的作用，除非在一天的绝大多数时间中，你都保持着倒立的姿势。富含氧气的血液必须流经你的全身，直到抵达你的手指和脚趾，随后它还得返回心脏。返回之旅由你的腿部肌肉提供能量，这些肌肉会通过收缩运动，像一部泵一样将血液向上推动。此外，在你的静脉中还有一些小小的瓣膜，它们会不断打开、闭合，确保血液会沿着正确的方向流动，一直流回你的心脏中。

随着年龄的增长，你的静脉失去了弹性，就像膝盖位置变得松松垮垮的弹力牛仔裤。控制血流方向的瓣膜也会逐渐老化，而这意味着，随着年龄的增长，它们有时候会任凭一些血液回流到你的静脉中，并淤积在那儿。这将导致你的双腿和双脚表面出现凸起的静脉，就像蜘蛛网一样，或形成更明显的凸起物，这就是静脉曲张。静脉曲张会影响你的外表，但更重要的是，它们会带来一些健康问题，从轻度的站立疼痛，到最严重的血凝块。

衰老是静脉曲张的一大风险因素，[324] 身为女性是另一大风险因素，女性相对于男性更容易患上静脉曲张，原因很可能是，随着女性经历生理周期、怀孕期和更年期，女性体内的激素水平发生了变化。其他的风险因素包括：超重、久坐不动、穿高跟或不舒适的鞋子。

静脉曲张是无法治愈的（除了整形美容之外），但以下是几个预防静脉曲张的好办法：[325]

- **锻炼**：让你的血液不断流动，并注意控制体重。
- **控制钠盐摄入量**：避免食用过咸食物，能防止双腿肿胀。
- **留意你的衣帽柜**：高跟鞋和过紧的腰带会阻碍血液流动。
- **把脚抬高一点**：让你的双腿高于心脏位置，能缓解腿部压力。
- **不要交叉双腿**：交叉双腿会阻碍血液流动。

绝大多数关于锻炼和衰老的研究也得出了同样的结论：无
论在哪个年龄段，健身都能保护我们的脑力和体力。

我们所讨论的并不仅限于肌肉，还有那些新陈代谢较为活跃的组织和器官。随着肌体的老化，我们大多数的器官和肌肉都会出现缩减，与此同时，我们的脂肪含量会有所增加。这一身体组成成分的变化，会引起能量消耗的减少，让你更容易长胖。

在我们的 RMR 下滑的同时，很多人都会变得迟缓、懒得活动了。再加上去脂体重减轻、基础代谢率降低[326]、更趋向于久坐不动的生活方式，于是，你完蛋了！如果你不赶紧改变自己的生活习惯，多余的体重会不断累积。

下面是一个好消息：运动将改变一切。多项研究发现，好动的老年人，能拥有和比他年轻的人一模一样的新陈代谢率。特别是耐力运动——即在较长一段时间中坚持高强度的体育运动——有助于维持较快的新陈代谢率。因此，运动起来，并且坚持运动吧。

动起来[327]

你知道，衰老会让你体重增加、肌肉流失、骨量流失。你也知道，健身能帮助你平衡体重、增加肌肉、避免骨折。你也知道，年龄并不是不锻炼的借口。研究已经证明了这一点：随着我们肌体的老化，健身有益于我们的健康，开始锻炼永远不会太迟。

健身会让你感觉更棒并让你的气色更好。它赋予了我们工作、玩耍、爱、冒险所需的能量。它也能帮助我们控制压力水平。在一番锻炼后，当你体内开始分泌内啡肽时，就算是烦心的交通拥堵，似乎也没那么让人讨厌了。当我们感到自己身强体壮时，一切都似乎更美好了。

随着我们走向衰老，体育锻炼能给我们带来显著差异，你是否进行锻炼，决定了你是否能自力更生。从长远来看，难道这不是我们所有人都想达到的目标吗？我们的目标并不仅仅是在当下穿上盛装时显得美丽动人——尽管我们都享受着那种充满自信的感觉——还包括能够拥有强健身体、能够顺利走完人生旅程。我们都希望自己将来能成为这样的老人：拥有足够的力量、精力和脑力照顾好自己，能够满足自己的需要，能够生活在自己的家中、自己做决定、自己开车兜风看外面的世界，并尽可能地活出我们的全部人生。

运动保持心脏健康

当今美国女性的头号杀手是心脏病，而锻炼是保持心脏强健的最佳方法之一。任何一种能够提高你的心率的锻炼，都能保护你的心脏、血管和肺。因此，跳舞、游泳、长距离步行以及任何能让血液加快流动的锻炼，都能让你的心脏受益。

运动助你轻松入睡

在一项探索成年人失眠问题的研究中，[328]一些开始进行锻炼的调查对象报告，他们比坚持锻炼前，更快入睡、睡得更久、睡得更好。研究发现，一些有益身心的体育活动，比如太极和瑜伽，也能帮助人们更快入睡并睡得更香。[329] 此外，研究表明，晨练能帮助你在晚上睡得更香。在早上的日程安排中加上伸展运动和中等强度的锻炼，能帮助绝经后期的女性睡得更香。[330]

运动保持大脑聪慧

你是否曾经为了清醒头脑而去跑步？或者是否曾经在一次徒步中，突然想到了一个天才点子？其实这并不是巧合：锻炼能促进你的脑袋生成新的联结——在你的小脑中，你的平衡中心，你的海马体，你的记忆中心。锻炼也能增强你大脑中的神经保护因子，比如脑源性神经营养因子（BDNF）。[331]BDNF 是一种神经可塑性分子，它有助于学习和提高记忆力，在负责管理食物和体重的那一部分脑组织中，也存在着 BDNF。

运动保持苗条、赶走脂肪团

我们知道，运动能帮助我们控制体重。但它是否也能帮助我们赶走脂肪团？研究肯定了这个假设。高达 90% 的女性将在人生中的某一阶段出现脂肪团——即便是那些苗条的女子也无法幸免。[332] 随着肌体老化，脂肪细胞会日渐堆积，不断压迫我们的皮肤。[333] 与此同时，连接皮肤和肌肉的皮肌层会变形，再加上脂肪细胞堆积，令皮肤表面发生改变。随着肌体的老化，雌激素水平下降使得血液流动和血液循环的速度变慢。[334] 其后果是，输送到皮肤细胞的氧气和营养成分减少了。而胶原蛋白的产量和皮肤的弹性，也会随着年龄增长而降低。随着脂肪细胞不断增加，它们在皮肤下形成了脂肪团，让你更容易看见它们。髋部、大腿和臀部是脂肪团的重灾区，首先是因为，那些部位拥有更多脂肪。脂肪团的形成，的确和遗传因素有关。但是，一些促进血液流动的体育活动，也许能在我们年迈时，帮助减少脂肪团的堆积。

运动以继续生活

在参与全美女性健康研究的女性中，有 10% 的中年女性报告，当她们从事一些日常活动时——比如爬楼梯、散步、洗澡或穿衣——会出现困难。[335] 对她们而言，人生中一些简单的快乐，一些最基本的自我料理，已然成了累人、苦恼的烦心事。还有 10% 的调查对象声称，她们在做那些事时，没有感觉到那么严重的体能限制，但仍然略感吃力。每 5 名女性中，就有 1 名对日常生活感到力不从心。并且你别忘了，这些女性不过 40 多岁，或者 50 岁出头！如果你需要找一个运动的原因，那么这就是原因：运动才能让你继续生活。

如果你没有经常运动的习惯，可以从一些基本的锻炼开始，比如每周在住宅周围散几次步。随着体力增强，可以增加几次散步。你可以报一个班，或者找一名教练。也许你可以让哪个喜欢健身的朋友给你提点意见。随着你越来越习惯运动，你的身体会越来越渴望运动。你会长出新的肌肉、获得更好的平衡能力，你的能量水平会做出反应：一个运动中的身体，会保持运动的状态。随着我们一天天变老，锻炼新的能力，能帮助你继续保持目前的灵活敏捷。

所以，走出家门，运动起来。然后回家，好好睡上一晚。

不要吸烟，拜托！

现在几乎所有人都知道，吸烟是致命的。警告随处可见，就连香烟包装上也印着非常直白的警示：吸烟有害健康。

尽管我们都知道，吸烟有害健康，但是，那种想要吸烟的冲动，实在太难克服了——至少可以这么说。我非常了解这种状况。我曾经吸了很久的烟。事实是，在吸烟时，我一直都觉得身体很不舒服。我的身体一直在排斥香烟。我的皮肤非常干燥，缺乏光泽，并且起了许多疹子。吸烟还会带来皱纹，让你显老。它会让你的手指发黄，让你的皮肤发灰。吸烟没有什么酷炫的地方。它会毒害你的身体，它的气味也很难闻。

如果有一部时光机器，让我能回到那段日子，那么我绝对不会吸第一支烟。如果你从未吸过烟，那么千万别吸上香烟；如果你现在在吸烟，我建议你赶紧戒烟，真的，拜托了。无论戒烟会让你付出什么样的努力，你都必须戒。你真的没有别的选择。

美国仍有 15% 的女性吸烟。[336] 尽管这个比例听上去并不高，但从全球范围来看，吸烟是一大可预防的致死因素。[337] 并且吸烟者要比不吸烟者平均短寿 10 年左右。吸烟会影响你的生育能力。它会让你的口腔、食道、肝脏、肾脏和子宫颈得癌症的风险大大上升。它还会让你罹患冠心病的风险翻倍。哦，我有没有说过香烟的气味很难闻？你的气息、头发、肌肤、衣服，你的家、你的车、你的狗狗和猫咪——当你吸烟时，所有这些都会被熏臭。但是，你也许根本不会注意到这些，因为吸烟会让你的嗅觉变得迟钝，而嗅觉迟钝会导致你的味觉变得迟钝。如果不能感受玫瑰的芬芳或者尽情享用美食，那么人生还有什么意义？

我一直抽到了 30 岁，尽管那时我一直知道吸烟"对我不好"，但并没有意识到吸烟究竟有什么害处。现在我知道，每一根烟都会加速我的衰老、让我虚弱生病。现在我明白了，衰老并不仅仅是时间问题。有些东西，比如吸烟，是衰老的加速剂。并且吸烟会让我们由内而外地加速衰老。你见过吸了一辈子烟的人吗？他们的头发呈现出一种病态的灰白色，这说明他们体内缺乏氧气。吸烟会慢慢扼杀你的生命力。

香烟烟雾中充满了各种致癌物质。[338] 致癌物质会直接影响我们的 DNA，有时会加速细胞的分裂，这会让你的 DNA 发生突变。香烟烟雾中还含有一氧化碳，你知道，你家中装有一氧化碳监控器，对吗？你装了监控器，是因为，如果你被困在一间存在一氧化碳泄漏的房间里，那么几分钟后你就会死亡。一氧化碳会拦截你身体的运氧系统，让你死于非命。正如凯文·摩德贾拉德博士（Dr. Kayvon Modjarrad）向我们解释的那样，每当你吸烟时，你的血液中就会发生同样的情况。你的血液细胞中含有血红蛋白，它负责运送血液中的氧气，并将氧气输送到你的全身。氧气就这样搭上了血红蛋白——就是你的红血球——的顺风车，在你体内旅行。但是血红蛋白会认为，一氧化碳比氧气更有吸引力。一氧化碳会比氧气更稳定、更不可逆转地和红血球结合，一旦它和红血球结合了，氧气就无法搭上红血球的顺风车了。就像公交车上的一个座位，已经有人坐了。但是，一旦一氧化碳附着在了红细胞上，它就不会离开了。红细胞就这样被终结了，无论你做什么，都没用了。

但我有个好消息：红细胞只能存活 120 天，也就是 4 个月左右。因此，当你戒烟后，只需再过几个月，你的血红蛋白就会开始再生。4 个月后，你就能拥有一个全新的红细胞系统。

不要放弃戒烟。绝大多数人在彻底戒烟前，都需要戒上好几次。你戒了烟，但不久后又抽上了。戒烟然后又抽烟。没关系，不要放弃。去和你的医生或理疗师聊聊，征求他们的建议，得到他们的支持，你只需要坚持 3 个月，然后你会突然觉醒。当你赋予了身体它所需要的勇气后，那种棒棒的感觉会让你在瞬间突然醒悟过来。那种感觉会越来越棒，越来越棒。相信我。

哪怕 20 分钟，也能带来不同：[339]
• 试一试。说"我要戒烟"。
• 20 分钟后：你的心跳速率开始下降。
• 12 小时后：你血液中的一氧化碳水平开始趋向正常。
• 2 天后：你受损的神经末梢开始痊愈，你的味觉和嗅觉开始恢复正常。
• 2 周~ 3 个月后：你的肺功能开始改善。
• 1 年后：你得冠心病的风险降至吸烟人群的一半。
• 5 年后：你中风的风险下降，变得和从不吸烟的人一样。
• 10 年后：你得肺癌、口腔癌和咽喉癌的风险大幅下降。
• 15 年后：你得冠心病的风险下降，变得和从不吸烟的女性一样。
• 20 年后：你不再有高死亡风险，你的风险变得和从不吸烟的女性一样。

如果你希望自己能颐养天年，希望自己不再飞速变老，并拯救自己的生命，那么请你戒烟。

为了修复、补充、修整而休息

我们清醒的时间，占用了我们大量的精力和注意力，以至于我们常常忽略了睡眠。晚上的活动、早晨的责任、深夜和朋友们一起在外度过欢乐时光、在深夜安抚哭闹的孩子们——我们常常在完成了某些当务之急后，才挤出一点时间休息。在忙碌的工作日，当你日程满满、百般忙碌时，睡眠往往成了第一个牺牲品。

尽管如此，我们生命中仍有很大一部分时间消耗在睡觉（或努力让自己睡着）上。并且，睡眠的质量决定了我们情绪和精神的敏锐度——它不仅会影响我们第二天的状态，还会影响我们未来的岁月。因为睡眠并不仅仅是清醒的副产品，而且是让我们身心得到康复的另一种全新的途径。

在度过漫长的一天后，你的身体急需休息。如果你能给它休息的时间，它就能清除新陈代谢所产生的一切废弃物质，从而完成它的基本任务——修复你的细胞。[340] 那么你究竟需要多少睡眠呢？一项有 100 多万美国人参与的调查显示，为了达到最佳健康状态，7 是一个神奇的数字。每晚睡眠时间少于 5 小时或多于 9 小时，有可能会引起一连串健康问题。想要在今天、在未来的岁月成为最闪亮最耀眼的自己吗？那就争取在每天晚上睡足 7 个小时。[341]

重置你的生物钟

你家墙上有挂钟，你的手机中有时钟，你的手上有腕表——同样，你的体内也有一个生物钟。时间存在于我们外部，也存在于我们体内。

每天我们精力的涨落起伏，就是我们的生理循环节律。你的昼夜节律是你体内内置的生物钟和你所处环境中的光源——包括天上的太阳和办公室天花板的荧光灯，还有你沙发边的灯泡、你的笔记本、手机和起居室中的电视机发出的眩光——所发出的信息的平衡。你体内的生物钟和外部的灯光构成了你的生理节律的基础。

我们都很熟悉我们的生命节律。作为昼行夜伏的生物，我们日出起床，天黑睡觉。人类并不是唯一一种根据这种节律生活的昼行生物。公鸡在黎明时啼鸣报晓。一些植物甚至会在晚上闭合，白天开放。但外界的光线，并不是促使我们醒来或入睡的唯一因素：20 世纪 60 年代进行的一项实验中，当实验对象被要求一直待在黑暗环境中时，他们仍然会根据 24 小时循环的基本节律入睡或醒来。[342] 这就是说，如果你连续数月藏身在一个洞穴中，你不会因为身处黑暗中而一直睡觉。你的内置生物钟会确保，你仍然按照日夜更迭的节奏作息。

我们生命中有很大一部分时间都在睡觉，或努力让自己睡着。并且，睡眠的质量决定了我们情绪和精神的敏锐度——不仅影响我们第二天的状态，还会影响我们人生中未来的岁月。因为睡眠不仅仅是清醒的副产品，而且是让我们身心得到康复的另一种全新的途经。

但正如我们提到的那样，你的昼夜节律也会受到周围环境的影响。如果说，你的生物钟是你的昼夜节律的控制中心，那么阳光（或其他光线）就是行动的号角。随着季节的更迭，白天会变长或者变短，动物们会利用阳光重新设定它们的内置生物钟。很多物种体内都存在会对光线做出反应的特殊细胞。这种特殊细胞长在燕子的头部，鲨的尾部，人类的皮肤中，甚至膝盖的后面。[343]

当我们穿越不同时区旅行时，24小时暴露在亮光下或者随心所欲地随时进餐时，我们就会扰乱这种自然节奏，以及让我们产生清醒感或困倦感、饥饿感或饱足感的激素循环。那是我们的昼夜节律被扰乱后的外在表现。[344]

这个生物钟位于我们下丘脑中、视神经旁、一个叫作视交叉上核的区域中。在遍布你全身的微小分子中，也能找到这个生物钟，它们协同配合、共同操控着你的昼夜节律。视交叉上核负责让你的神经细胞和激素与你的生物钟保持一致。当你的眼睛通过视神经传递外界变黑的信息后，你的视交叉上核会通知你的大脑增加褪黑素——一种会让你昏昏欲睡的激素——的分泌。于是不久之后，你就开始打呵欠了。

你的生物钟（或者说你的那些生物钟，因为那其实是多个细胞的集合体）使用光线作为信号。光线会提示我们的身体，让我们的身体释放出一系列激素，包括褪黑素。多少个世纪以来，这是一桩非常简单、自然的事情——我们日出而作、日落而息。但是，如今，我们全天候暴露在各种光线之下。在家中、在马路上，有时甚至在乡间——我们总被各种光线包围着。在那么多光线的照射之下，我们体内的生物钟被搞糊涂了，究竟什么时候该睡觉，什么时候该醒来？我们内置的昼夜节律就这样被打乱了。

如果这个节律被短时间打断，我们的健康会立即受到影响：我们会失眠或嗜睡，比平时更急躁易怒或更容易饥饿。研究人员已经证明，在我们本该睡眠时吃东西（也就是深更半夜），会导致体重增加——即使在整整一天中你所摄入的热量并没有超标，这很可能和昼夜节律的变化有关。

在上床睡觉前吃东西，意味着你的身体得在你睡觉时加班加点工作，消化你刚才吃下去的食物，那么你的消化系统就永远得不到休息的时间了。

此外，睡眠不足也会影响我们的认知能力。我们都有过这样的体验：如果连续旅行、连续熬夜，我们的反应就会变慢、变迟钝，我们变得更容易出错。研究人员把这种现象称为"节后返工时差"。[345] 睡眠中断引起的节后返工时差，会导致认知功能障碍，从而引发本来可以避免的事故和过失。这就是扰乱自然睡眠模式的后果。但如果你的生活方式长期违背正常的昼夜节律，那么后果就会更加严重。轮班工作——上夜班——会让人患心脏病的风险上升。[346] 2007 年，国际癌症研究机构宣称，扰乱昼夜节律的工作，有可能会使癌症发生率大幅上升。[347]

重新设定你的昼夜节律：光照管理

早晨的日程：
让阳光照进你的眼睛：当你醒来后，拉开窗帘，套上运动衫，到户外散步 10 分钟，启动你的生物钟。

晚上的日程：
让你的眼睛休息：减少夜晚暴露在蓝光下的时间——这意味着，在上床前 1 小时关闭手机、电脑、笔记本和其他电子设备。[348]

睡眠对健康至关重要。我们需要连续睡上一个晚上——7 个小时——而不是断断续续的零散睡眠，认识到这一点非常重要。因为睡眠并不是一个通断开关，也不是什么能够化零为整的装置。一个晚上的睡眠包括几个生理阶段的逐渐过渡，让我们休息、做梦，让我们的身心有时间重

新充电和修复。当你睡着后,你的整个身体会舒缓下来。过了一段时间后,在你合上的眼皮之下,你的眼球开始前后转动,你开始做梦。你的快速眼动睡眠阶段(会做梦的睡眠阶段)和你的非眼动睡眠阶段(安静的睡眠阶段,将带你进入更深层次的意识中)是彼此依赖的。如果你希望能在第二天一早精神饱满地醒来,这两者都是必要的。

衰老和睡眠

我们有时会很忙碌,有时得长途跋涉,有时得起早摸黑。虽然我们中的绝大多数人无法做到在倦意袭来时立即睡着或者打个盹儿,但我们可以再往前走一步,把休息当成头等大事,就像我们应该将健身和营养当成头等大事一样。

睡眠改善记忆力

睡眠能帮助我们储存长期记忆,睡眠也是短期记忆归档转化成长期记忆的时间。当我们睡眠时,我们的大脑能够整合新的记忆,下载我们已经学到和体验到的东西,将它们从暂时存储区转移到长期存储区。睡眠不足会阻碍这一过程。我们已经了解到,衰老将引起大脑细胞损耗、入睡困难和记忆力下降等问题。现在我们知道,这一切问题都是相互关联的。睡不好的老年人无法在记忆力测试中取得好成绩。随着年龄增长,大脑皮层会缩减衰退,睡眠质量会每况愈下,我们的记忆力也会出现衰退。[349]哈佛护士健康研究说明,对于超过 70 岁的女性来说,睡眠时间太短或太长,都会导致认知健康出现早衰。[350]

睡眠让人平静 [351]

低质量的睡眠会打断我们的梦境。当我们做梦时，我们能消化一些白天被我们忽略的情绪，将对自我认识的挑战，转化成一个个易于理解的故事。如果没有梦境和睡眠，那么各种纷扰的情绪，将会伴随我们进入新的一天。梦境能帮助我们维系情绪的平衡。

睡眠有利于美容 [352]

黑眼圈、眼睛浮肿、布满红血丝……整晚醒着可没法让你在第二天早上容光焕发。我们都深知这一点。但你是否知道，缺乏睡眠会加重一些皮肤病，比如湿疹和酒糟鼻？你是否知道，你的皮肤需要利用晚间休息时间进行修复？如果睡眠充足，那些割伤、擦伤，也会更快痊愈。如果你想感觉棒棒、容光焕发，那就多多休息！

食物、运动和休息的平衡

如果你从本书中只读到了一条有用的信息，我们希望是这一条：锻炼、饮食和休息都是同一主题的各个分支，是一个整体的各个部分，是构成我们人生的基础材料。它们都将在决定我们生命的质量和长度方面，发挥重要作用。注重饮食营养、经常锻炼身体、获得充足休息，是我们健康走向衰老的关键。

对我来说，最完美的一天应该是这样的：一晚上的睡眠和梦境让我得到了充分休息。我醒来后，第一件事是整理床铺，把被子折叠整齐。因为，对我来说，这个仪式标志着新的一天的开始。刷完牙后，我会喝下一升水，然后冥想20分钟，因为这样能让我的身心得到放松，让我心情平静、精力饱满。然后进食的时间到了，一点蛋白质，一点碳水化合物和一点脂肪——也许是一片鳄梨吐司或者一碗风味绝佳的燕麦粥。然后，我会锻炼身体。整个流程从开始到结束，大约需要1小时15分钟。并且，我发现休息、营养和运动的平衡，就像一个完美的公式，让我精力充沛、精神焕发，准备好迎接新的一天。

锻炼、饮食和休息都是同一主题的各个分支，是一个整体的各个部分，是构成我们人生的基础材料，它们都将在决定我们生命的质量和长度方面，发挥重要作用。

　　在白天，我会密切关注我所摄入的食物以及我的运动情况。我自身的感觉是一个绝佳的指示器，它能告诉我，我是否给自己提供了充分的休息、营养和运动。如果我运动得太多，但摄入的食物太少，我会觉得筋疲力尽；如果我吃得太多而运动得太少，我的胃会不舒服，我会感觉迟钝、疲惫。如果我全天都在不断活动，并且不时吃一点儿健康的点心，我的精力就能够一直保持下去。

　　我吃晚饭的时间比较早，因为我不喜欢在胃里塞满食物时上床睡觉。晚上是逆转这一能量流动过程并且开始放松的时间。因此我会避免在入睡前吃下过于油腻、难以消化的食物。我会确保，我的卧室中是黑暗的。我会让一切闪着蓝光、绿光和红光的电子产品远离我的卧室。我会尽我所能给自己提供最好的休息环境，这样第二天早上我才能精神饱满地醒来。第二天早上，当我醒来后，一切将重新开始。

当然，这样完美的一天，仅仅存在于我的想象中，因为没有一天堪称完美。但是，当我努力尝试着运行这个完美的版本时，这一天一定会过得更好。如果我无法好好休息，或者我没能吃上早餐，或者吃下了一些从菜单上看很营养、很美味然而本质并非如此的食物，或者我那天要参加紧急会议无法运动——好吧，我会忍受这些，就像我们都会放弃好好照顾自己、选择忍受这些一样。如果力量的三驾马车中只有一驾在行驶，那是远远不够的，就算有两驾，仍然是不够的。让这些身体基本需要失去平衡，会损害我们的心脏、损害我们的大脑、加快我们细胞和器官的衰老速率。没有一天是完美的，但总有那么一些日子更加接近完美。

如果力量的三驾马车中只有一驾在行驶，那是远远不够的，就算有两驾，仍然是不够的。让这些身体基本需要失去平衡，会损害我们的心脏、损害我们的大脑、加快我们细胞和器官的衰老速率。

营养，运动，休息。它们是编织我们人生的纬线，是在我们走向衰老时提供力量的源泉。我们越是多多赐予自己这些礼物——这些极为重要却常常遭到忽视或被低估的礼物，我们就越能拥有我们所需的强健体魄和健康细胞，还有我们现在和将来所梦寐以求的旺盛精力和充沛活力。

CHAPTER 10

放松一下

管理压力，
增强免疫系统

　　我永远忘不了那一天：那天，我在洛杉矶动物园的一个拍片现场，正要说出一段独白时，却突然忘了台词。这些台词突然消失了。我已经看过这些台词，并练了上百次，但现在我突然忘了个精光。当时，我坐在一辆汽车中，车窗打开着，没有开空调，我身处一个停车场中，摄影棚的灯光打得雪亮。洛杉矶山谷中大约有32℃，但是车里好像有500℃。我可以看到所有的工作人员，他们汗流满面、扛着沉重的摄像设备，他们看着我的神情像是在说："快把你的台词说出来，女人，我们快要热死了！"

　　我当时压力超大，疲倦万分。我知道我该加把劲。我已经做了20年的演员，我非常重视我的工作。在该努力时，我也付出了努力。因为我知道，希望能早点结束一天的拍摄，早点回到家中的人，并非只有我一个。时间紧迫、空间逼仄、人员拥挤，现在每个人都有自己的需求。还有，别忘了，每一个台上的演员，都配备着一大堆舞台工作人员和管理人员，这漫长、累人的一天让他们也备受煎熬，他们同样有压力，他们同样希望一切能顺利进行、无缝衔接。

就在那时，我竟然卡壳了！如果说我以前从没紧张过，那一刻我真的紧张极了。我需要后退一步、冷静冷静，然后想起那些台词。

于是我说："给我 20 分钟。"我跑回自己的化妆车中，开始冥想。然后我跑回了片场。

然后我搞定了。终于完成了，谢天谢地。然后我们离开了那儿。

我终于想起了那些台词，并非因为冥想有多神奇——尽管有时它的确能让人觉得神奇。我终于想起了我的台词，是因为冥想帮助我摆脱了那些压力源——炎热、压力、我在浪费别人时间的不安感——并且冷静下来，我是一个演员，我的工作在等着我。

从长远来看，摆脱压力有益于我的健康，这也是我如此推崇静坐冥想的原因之一。压力就像童话故事中的坏家伙一样，如果它的魔法控制了你，就会造成大范围的严重破坏。压力会影响你的工作表现。它会引起腹部脂肪的大量堆积。[353] 它会入侵你的免疫系统，让那个维系你的平衡和健康的天然保护机制超负荷运转，让你生病。

它还会让你的头发变白。[354]

压力的视觉信号

在你那浓密光泽的秀发中，出现了第一道一闪而过的银光。这是头发的亮光吗？是阳光照在了一缕发丝上吗？不对，那是你的第一根银发。

第一根银发——时光而非优秀发型师赋予我们的第一根银发，通常会在我们 30 岁出头时突然出现。有人说，发色会影响白发出现的时间，红头发的人会在 30 岁前后出现第一根白发，褐色头发的人 32 岁，金色头发的人 35 岁。银发往往是我们变老的第一个可以察觉的信号。对于那些经常染发的女性来说，她们很可能在很长的一段时间内，都没发现自己正在慢慢变老。她们几乎没法看到，自己终于长出了白发。白发会让那些为她们的"自然发色"感到自豪的女性，纷纷冲进美容美发中心。白发会让我们所有人都停下来，思考我们未来的旅程，还有那些过去的岁月。

白发也能让原本平淡无奇的发色变得出彩。我妈妈 60 多岁时，长了一头漂亮的银发，和她的一双蓝眼睛相得益彰。现在还有一些年轻女孩，故意把头发染成银灰色。灰色成了隐瞒或拥抱年龄的一种隐喻，她们染发是为了彰显时尚或表明一种态度。但从本质上说，灰白的头发纯粹是一种生理现象。和脂肪团、皱纹一样，白发是细胞对时间和环境所做出的一种反应。

我们为什么会长白发？头发的颜色取决于毛囊中的黑色素，随着你走向衰老，这些制造黑色素的毛囊干细胞逐渐减少，这意味着它们分泌的黑色素也减少了。发色常常会遗传，因此你很可能会在和你父母相仿的年纪，长出灰白头发。但是，和那些伴随衰老出现的各个身体变化一样，你的生活方式——比如压力水平，也会影响你长白发的时间。

灰色成了隐瞒或拥抱年龄的一种隐喻，她们染发是为了彰显时尚或表明一种态度，但从本质上说，灰白的头发纯粹是一种生理现象。和脂肪团、皱纹一样，白发是细胞对时间和环境的一种反应。

压力会让我们的身体加速衰老，它也会以缕缕银发的形式表现出来。制造黑色素的细胞，没法在受到压力侵害的环境中欣欣向荣。应激激素会损害黑色素细胞，并有可能加速银发的出现。[355]

压力再加上不良生活环境，不仅能改变你的发色，还会侵害你的免疫系统——你的身体对疾病和不适的天然防御屏障。你的免疫系统自然而然地会随着年龄发生改变，但如果长年累月暴露在压力、不良的环境和生活方式下，你的免疫系统就会发生故障。生理压力和心理压力会令应激激素的分泌量大幅增加，它将抑制一些免疫细胞和感染作斗争的能力。这就是我们在压力大的时候，更容易生病的原因。与此同时，应激激素会让另一些免疫细胞过度活跃。[356] 过度兴奋的免疫反应，会使人体出现慢性炎症。而患有炎症的人体，为加速衰老提供了最为完美的环境——这个过程叫作"炎性衰老"。长期的压力会加速炎性衰老。[357]

在我们走向衰老时，我们越是能够减轻压力、注重饮食、积极运动、保证充足睡眠，我们免疫系统的复原力就越强。

免疫系统如何形成

在你呱呱坠地、第一次呼吸时，你的身体就成了各种微生物的宿主。作为一个刚出生的婴孩，你很容易染上各种疾病，哪怕暴露在微乎其微的细菌中——但是，与此同时，你与生俱来地就拥有由内而外抵抗各种疾患、病魔的能力。这种强大的抵抗力，根植于你的免疫系统之中。在你的一生中，你的免疫系统会根据你的个人经历和所处环境，做出相应的调整。

一切生物都拥有某种形式的免疫系统，就连苍蝇和虫子都有。这说明，从进化角度来说，免疫系统已经是一种非常古老的机制了。人类和一些别的动物都拥有"先天免疫"机制，以及一种更为先进的免疫系统——它能记住过去的疾患和入侵者，并根据以往身体所做出的反应，吸取经验和教训。这个系统叫作"后天免疫"（获得性免疫），因为随着你逐渐成长、逐渐认识这个世界，你的免疫系统也在逐渐成长、逐渐认识这个世界。这一获得性免疫系统和先天免疫系统，是迥然不同的。获得性免疫细胞能产生特定的抗体、专门铲除那些被病毒感染的细胞，甚至还会消灭肿瘤细胞。

你的免疫系统拥有一个内置监控系统，它会定时检查你的身体，检测是否存在潜在危险。当它发现了什么异质物体时，它就会立即采取行动。异物，或称抗原，可以是细菌、病毒、化学物质、花粉或任何别的东西。如果你的免疫系统断定那个东西是个异物且有潜在危险，它就会调兵遣将——这些将士叫作"抗体"——发起攻击，通常情况下，它们会消灭那些入侵的抗原。你的体内会继续产生抗体发起攻击，直到把抗原击退，彻底消除威胁。

衰老和免疫系统

在你生命之初的 6 个月中，你依赖于母亲的抗体才能生存。其中一部分是你母亲的子宫传给你的，还有一些是在阴道分娩时传给你的。甚至还有更多抗体，是在喂母乳时传给你的，母乳意味着婴儿将来能更健康、更长寿。[358] 由于你获得了她的抗体，她免疫系统的记忆也会成为你免疫系统的记忆。当你长成一个蹒跚学步的幼儿、开始接触新的食物和新的环境时，你的免疫系统已经能够判断，什么东西可以接受，什么东西存你的免疫系统"居住"在你体内的哪个地方？实际上，它并非存在于某个特定的区域。你的免疫系统是由若干器官和系统共同构建的：

• **整个肠道，**肠道是你最重要的身体部件之一，当然也是免疫系统的一大组成部分。它是一道肠屏障，负责将我们体内不断循环的血液和随着我们吃下的食物进入我们体内的病原体隔离开。那些包围着你的肠道的组织，组成了你的整个免疫系统的近 2/3，当之无愧地成为你的免疫银河系中，最大的一颗星球。

• **你的胸腺，**它是内分泌和淋巴系统的组成部分。在你人生的最初几年中，它能帮助创建你的免疫系统；在此之后它会收缩，成为一个不太活跃的器官。

• **你的淋巴系统，**由你的淋巴结和淋巴管组成，它会输送淋巴液，将血液中的营养物质传输到你的组织中，并移除废弃物质。淋巴结会过滤淋巴液，并将细菌和外来颗粒扣押在那儿，然后由白血球就地消灭或除去它们。

• **你的骨髓，**能在你双腿和胳膊的长骨、脊柱的椎骨和髋骨中找到，它也属于你免疫系统的一部分。这个软组织叫作红骨髓，它会产生红血球、血小板和抗感染的白血球。你还拥有黄骨髓，黄骨髓由脂肪和结缔组织构成，能产生白细胞。

• **你的脾脏，**负责过滤你的血液，除去衰老的血细胞和血小板，还有那些被损坏的细胞，并消灭细菌，特别是那些具有多糖荚膜的细菌（比如肺炎链球菌，它是引发肺炎的主要细菌）。

• **大量健康、有益的细菌——菌群，**生活在你的消化道中，你的肌体依赖它们消化食物、增强免疫力。你的体内存在着 3 磅左右的外来细菌，菌群的种类和数量的平衡取决于你吃下去的食物和你所选择的生活方式，包括你摄入的所有药物。[360] 科学家们刚开始探索免疫系统和菌群之间的关系。

在危险。

在你的童年时期，你的免疫系统将继续健全，随着每次暴露于外界不良环境，它会获得新的经验教训，进一步增强适应能力。当你的免疫系统第二次发现同一异物时，它会更轻易地识别它，并更快做出反应。

每次暴露在外界环境中，你的免疫系统都将获取更多知识、变得更加宽容，或者产生新的抗体、与入侵者作战。随着岁月流逝，你渐渐成年，开始到各地旅行，并尝试各种新的食物，暴露于各种新的疾患下。在这个过程中，你的身体逐渐创建了自己的免疫记忆库。

我们的免疫能力即将走下坡路，因此，我们现在应该尽一切努力，让我们自己变得更加强壮，这包括，在压力威胁我们的身心之前，采取各种措施，帮助我们管理压力。

到 50 岁左右时，免疫系统——特别是我们的获得性免疫系统——开始出现一种自然减弱的态势，而不健康的生活选择和过大的压力，将使问题更加严重。而健康的生活方式也有可能会增强我们的免疫系统。免疫系统变弱的表现，包括伤口需要更久才能痊愈、到了冬天更经常生病，等等。老年人更容易被小感染击垮，比如普通的感冒，也更容易患上慢性病，比如肺炎和流感。当你出现免疫功能低下后，你的身体就无法像过去那样有效地抗击入侵者了。这一切都意味着，随着你走向衰老，你将比年轻时更容易生病，每次生病将持续更长时间。

免疫功能低下的后果，有可能比患上重感冒的后果严重得多。比如说，如果你的免疫功能不够强大，当你走向衰老时，它就无法成功发现并消灭癌细胞。随着年龄的增长，你患上癌症的风险也会上升，其中一个主要原因就是，发生基因突变的可能性将大大增加。如果你的免疫系统不能发现并攻击这些突变细胞，这些细胞就会不受遏制地继续生长。这就好比你家大门出现了一些缺口，而看门人那天又正好休息，那就构成了双重威胁。

我们的免疫能力即将走下坡路，因此，我们现在应该尽一切努力，让我们自己变得更加强壮，这包括，在压力威胁我们的身心之前，采取各种措施，帮助我们管理压力。

了解炎症的利弊

免疫系统的健康程度和复原能力，决定了你的真实年龄。你的肌体越是做好了充分准备，免疫系统就越能保护好你，你就越能在病患入侵时依然强健、屹立不倒，即便生病了，你也能更快康复。

一切康复都始于一阵短暂的炎症发作，这叫作急性炎症。[361] 当你遭受外伤，或者当你的内在免疫系统收到提示、明白存在潜在危险后的数秒钟后，你的血管就会扩张，让更多血液能涌入血管之中，毛细血管的渗透性也将增强，这样就能将你血液中的蛋白质，输送到急需它们的地方。与此同时，免疫系统派出的白血球，会进入那些受损的组织中，开始进行修复。急性炎症——短期的炎症爆发——维系着我们的健康。在蚊子咬了你一口后，你皮肤上隆起的那个红色肿块，是对你有益的。这是你的免疫系统正在健康运行的迹象，你的肌体做出的各种反应，能帮助你迅速痊愈。急性炎症是一个强烈的反应，在一个健康的系统中，人体会在达到目的后，快速减轻炎症反应。

听上去很不错，不是吗？但是，如果我们的肌体经常因营养不良、睡眠不够或久坐不动的生活方式而备受折磨、不堪重负；或者说，当我们遭受了过多外在应激源的刺激，而我们并没有采取措施让自己平静下来，我们的免疫系统就会断定，我们处于危险中，它将准备发起战斗。

这就意味着，我们肌体的炎症信号灯会亮起——尽管事实上它作战的对象并不存在。

所有这些战斗准备工作的后果是，它们将引起低水平的慢性炎症，这将加速细胞老化，也就是炎性老化。[362] 你的动脉、关节、各个脏器，都会因长期发炎而受到损害。胸痛（你的心脏）、气短（你的肺）、高血压（你的肾脏）、视力模糊（你的眼睛）、肌肉疼痛（你的肌肉）、关节疼痛和肿胀（你的关节），还有皮疹和头疼（你的血管），都是炎症引起的一些不良反应。慢性的、全身性的炎症会引发绝大多数伴随衰老产生的疾病，比如：动脉粥样硬化、炎症性肠病、类风湿性关节炎、心血管疾病、癌症、骨质疏松症和肌肉衰减症、阿尔茨海默病、神经退行性疾病、痴呆，还有，正如你所知道的那样，研究人员也在探索炎症对绝经过渡期的影响。[363]

炎症的生物标记

为了检测人体是否存在炎症，通常医生会检测某个便于测量和评估的生物标记，以更好地理解人体的系统环境。在临床上，生物标记通常指的是一种能在人体体液——比如血液和唾液——中找到的微粒或蛋白质。医生常常利用生物标记来跟踪疾病的进程。[364] 比如说，C反应蛋白（CRP）就是血液中的一个生物标记，用以测量全身炎性反应。[364] 当你患上流感时，你的CRP水平就会上升。类风湿性关节炎患者和其他自体免疫性疾病的患者的CRP水平，往往高于正常水平。

还有一个炎症的生物标记是白细胞介素-6（IL6）。白细胞介素-6和本书中我们一直在讨论的那些伴随衰老引起的疾病，比如骨质疏松症、心脏病和一些癌症，都具有相关性。[365] 生物标记就像是临床试验的圣杯。如果你找到了一个既精确又灵敏的生物标记，比如CRP，你就能非常客观地判断出，某种药物对患者所起的疗效。目前为止，研究人员还没有找到一种能够稳定测评人体衰老程度的生物标记，尽管有人提议采用IL6等生物标记。

如果科学家们能找到一种可以追踪生理年龄的生物标记，它将使人体衰老研究取得突破性进展。不要忘了，许多衰老研究依赖于在一些短寿的动物身上做试验，目的是让研究人员能够迅速观察某种疗法的疗效。如果我们找到了能够直接测评衰老程度的生物标记，我们就能使用人体来测试药物疗效并做出疗效评估，而无须等上 25 年才能看出效果，才能判断这种药物是否真的让人们更加长寿。

压力、免疫力和菌群衰老

随着你呱呱坠地，你的菌群立即开始工作，并随着时间流逝稳步发展。你的第一批微生物助手是一些乳酸菌，是你从母亲的阴道中分娩时获得的，以及从母乳中获得的——消化母乳正需要这种细菌。[366] 在随后的两年中，你的菌群继续发展壮大，从外界获得的细菌——来自所有那些抱过你亲过你的人、你吃下的食物、和你玩耍的小狗小猫和别的孩子——都加入了从你母亲那儿传承来的细菌队伍。在小生命出生后的最初 3 年中，一个稳定的菌群逐渐建立形成了。到你长大成人时，你体内的菌群，将包含来自 1000 个不同物种的 100 万亿个细菌。[367] 和没有交集的陌生人相比，家庭成员间的菌群更加类似。但你所生活的地方、和你一起生活的人，也许比你的遗传背景更加重要。

到你长大成人时，你体内的菌群，将包含来自 1000 个不同物种的 100 万亿个细菌。

菌群是动态且灵敏的——它会受到你周围的一切事物、你消化的一切食物的影响——它会不断进化，根据你人生中做出的各个选择做出反应。随着你逐渐变老，你体内的菌群也失去了健康活力和多样性。随着年龄的增长，一部分老人的味觉、嗅觉会出现衰退，并出现咀嚼困难、消化问题，或者行动不便，所有这些因素都会造成营养不良，这将对菌群产生消极影响。[368] 中老年人普遍会服用一些处方药，你所服用的药物，对你体内菌群的数量和多样性也会产生重大影响。此外，住在养老中心的老年人摄入的水果和蔬菜相对较少，摄入的纤维素也相对较少，研究人员认为，这一饮食变化，有可能会令肠道细菌的种类大量减少。[369] 在你体内的菌群出现这些变化的同时，更多致病的或存在潜在危险的坏家伙却能乘虚而入，从而改变了你体内菌群的平衡。这会引起低水平但更持久的肠道免疫系统做出反应——换句话说，就会引发炎症。[370] 这些和菌群衰老相关的变化，和老年人健康不佳、身体虚弱的现实直接挂钩。[371] 肠道菌群的稳定性下降、种类减少，会引起人体全身健康下滑。

粪便移植的力量

美国每年有 50 万人会遭受一种痛苦可怕的感染，叫作艰难梭菌感染，这是一种不健康的细菌大量繁殖、放出毒素、攻击肠壁引起的。[372] 现在有一些遭到艰难梭菌感染的患者，选择接受一种前沿疗法：粪便移植法，是的，你没听错，就是这个。

新的研究表明，当把健康的人体粪便——其中含有健康有益的微生物——移植到艰难梭菌感染患者体内时，奇迹发生了：他们会迅速好转。[373] 人们认为，健康粪便中的"好"细菌，会帮助消灭艰难梭菌患者体内的"坏"细菌，让他们迅速康复。更多研究正在进行中，但粪便移植法给医护人员攻克其他难治的感染性疾病，带来了新的希望。

和其他细胞一样，你的菌群会受到压力、炎症的负面影响，这些因素也会引起肠道细菌数量和品种的减少。微生物菌群的减少是免疫系统的损失，这反过来又会引发更多炎症——正是我们想要竭力避免的那种"旋转木马"。但我们有个好消息：当你走向衰老时，你仍然可通过多样化的、有营养的饮食，包括摄入充足的纤维素，来维持微生物菌群的健康。[374]事实证明，健康的菌群能给你带来健康的身体，还有健康的情绪。

你的微生物菌群和你的情绪

随着我们变老，我们体内某一个系统所发生的变化会影响其他系统，包括我们的心理健康。当你了解微生物后，你也许会更加关注你的"肠道感觉"或"肠道直觉"。那是因为你肠道中的微生物，其实会和你的大脑直接进行交流。在你的肠道中有一个复杂的神经网络叫作肠道神经网络（enteric nervous system，简称 ENS），其中分布着 1 亿个神经元。一些科学家甚至把 ENS 称为人的"第二大脑"。ENS 不仅负责管理一些基本的消化功能，它还会和你的大脑进行交流——你的大脑会向它反馈信息。这个交流信道——脑 - 肠轴，实际上由迷走神经负责，它会将你肠道中的信息——包括肠道中的微生物——送到大脑中，然后再从大脑中返回信息。[375]

迷走神经发端于小脑和脑干，然后向下延伸，经过你的心脏直达腹部。你的大脑使用迷走神经发出信息，以激素为介质，它会让你平静下来或让你兴奋起来，或者告诉你的身体该在何时消化食物、何时休息。你的迷走神经将它获得的 85% 的能量用于：将肠道中的信息发送给你的微生物研究还在不断深入发展，但貌似我们已经了解的那些不健康行为——食用垃圾食品[376]、久坐不动、嗜好吸烟[377]或长期压力过大[378]——也有可能会降低微生物菌群的多样性。[379]食用各种健康食物、积极锻炼[380]和戒烟，则能延缓微生物菌群的衰老。你的微生物朋友们需要你给予足够的支持，以下是一些支持它们的办法：

食用益生菌

益生菌包括双歧杆菌和乳酸菌，这两种细菌会随着我们肌体的老化，在我们的微生物菌群中消失。它们能将服用抗生素或未能得到充足营养的损害降到最低。乳酸菌等益生菌也能改善你的情绪，助你抵抗压力。

食用益生元

水果、蔬菜和复合碳水化合物里含有大量益生元，比如纤维中含有菊粉。益生元能为组成你微生物菌群的那些细菌提供食物，让它们欣欣向荣。当你摄入益生元后，它会在你的肠道中发酵，打造出一个各种细菌能够生存的多样化环境。所以，不妨多吃一些芦笋、香蕉、燕麦粥和豆类食品，这些食物中的益生元含量都很高。益生元是益生菌的食物！[381]

避免过量使用抗生素

正如我们在第2章中谈到的那样，抗生素能延长人的寿命，它们每年拯救了成千上万的生命。但经常服用抗生素是有代价的。广谱抗生素就是那样：它们无法区分敌友，会攻击所有细菌，并在这个过程中彻底摧毁你的微生物菌群。在使用抗生素的同时，一定要注意多吃益生菌、增加营养和运动量。

控制加工食物的摄入量

加工食物和包装食物使用抗菌性防腐剂，以消灭会引起食物变质的细菌。[382]这些抗菌化合物的工作机制和抗生素一样：消灭食物中的不良微生物（对那些食物制造商来说，这无疑是一件好事，他们当然希望食品能有更长的保质期）。但你一旦摄入这些食物后，这些防腐剂就会对你肠道中的有益微生物产生不利影响。

管理压力

压力会导致炎症多发，并会剿灭微生物菌群。[383]除了杀死有益细菌外，压力还会创造出一个让那些危险微生物繁荣生长的环境。管理好压力，能减少炎症的发生，并为一个多样化且稳定的菌群系统提供支持。

数千年来，世界各地的人们一直在腌渍、发酵食物，借此做出鲜美的食品来帮助消化。在 1000 年前，没有人了解微生物菌群，但现在我们知道，食用发酵食品是支持我们的微生物菌群的一个最好（也是让口舌最享福）的办法。[384] 以下列出了世界各地的一些益生菌美食，供你选择：

德国酸菜：

德国人、奥地利人和其他东欧国家的人们，一直在通过腌制大白菜制作这道美味的菜肴，把它放在三明治和沙拉中风味绝佳，或者也可以搭配几乎任何一种你能想到的食物食用。

朝鲜泡菜：

韩国人和朝鲜人用盐和辣椒腌制卷心菜、胡萝卜和辣椒，并将各种原料盛放在瓦罐中，以制成这一开胃美食。

酸奶：

希腊人、俄罗斯人、波兰人和许多中东地区的人，数千年来一直有发酵动物奶——牛奶、山羊奶、绵羊奶——的习惯。现在你当然还能找到不以奶品为原料的酸奶，比如椰奶、豆奶和米浆酸奶，它们是将原材料加上乳酸菌和其他益生菌所制成的一种浓稠、美味、富含蛋白质的美食。

康普茶：

这是一种会冒气泡的发酵茶，在俄罗斯、中国和日本有不同的版本，今年这种茶在美国风靡一时。

科菲尔酸乳酒：

俄罗斯人喜欢这种浓稠的、酸酸的饮品，它是用牛奶、山羊奶或绵羊奶辅以细菌颗粒制成的。

大脑。[385] 这些信息并不仅限于你吃了哪些食物等细节，还包括一些情绪反应。恐惧和焦虑等情感有可能源自你的肠道，然后再被传输到大脑中。[386] 最近一些动物研究的相关证据表明，微生物菌群的整体健康，会

影响宿主的行为和情绪。[387] 鉴于你的一些情绪和感觉根源于你的微生物菌群，你的微生物菌群的健康和平衡程度，会影响你的情感健康和生理健康。

微生物菌群也能影响中枢神经系统中一些由压力引发的疾病，比如抑郁症和焦虑症。[388] 在将来，我们也许能找到那些受菌群影响的情绪障碍症的治疗方法。实际上，一些治疗抑郁症的新兴疗法，就是利用对迷走神经进行电刺激，来激发大脑中的各种变化。

管理压力的影响

压力来自应激源——一个引起压力的刺激物或事件。应激源只是一个导火索——它可以像嗓门提高或火车晚点这么简单。在我们的一生中，随着我们日复一日、年复一年地和这个世界打着交道，我们会遇到形形色色的应激源，其中一些特别值得我们担忧：人际关系、经济责任、疾病、亲友的离世。压力是我们的身心对这种种困境做出的反应。

压力对我们细胞中的染色体端粒所起的作用，你已经从第 6 章中有所了解了。染色体端粒的长度是人的生理年龄的一个重要指标。正如你所知道的那样，染色体端粒较短，往往意味着人体患有慢性病、人的寿命更短。染色体端粒有一个临界长度——到了这个临界点，细胞就非常危急了。一旦你的染色体端粒长度到达了临界点，这个细胞往往会选择细胞死亡（通过细胞凋亡方式）或细胞衰老。衰老细胞的积累会加速人体衰老、让人生病，因为这些衰老细胞会引发炎症。[389]

口头说说"减轻压力"太容易了。正如我们所知，生活中到处都是应激源。我们不能叫前面那个磨磨蹭蹭开着慢车的家伙（我个人的心魔）

滚开，我们无法让邻居停止大喊大叫，我们无法让火车上那个邻座的家伙小点声打电话。我们能做的只有试着改变我们对这些应激源的反应模式。我们只能给自己一点空间，在这个嘈杂的世界中找到那么一点宁静。

很多放松疗法，比如按摩和针刺疗法，也有助于我们管理压力。但是一些兼顾身心的疗法常常拥有最持久的效果，冥想是一个非常有效的减压方式，既有立竿见影的效果，也有持久的效果。艾莉莎·埃佩尔博士、伊丽莎白·布莱克本博士等科学家所进行的一些研究证明，冥想有可能通过延长你的染色体端粒，在细胞层面给人体带来有利影响。[390] 当你进入某种"心灵空间干预"——比如冥想——状态时，你的幸福感会提升。这种幸福感会给你带来短暂的愉悦，并且你的细胞也很喜欢这种感觉——冥想能够提高你细胞中的端粒酶水平。更高的端粒酶水平意味着更长的端粒，它会让免疫细胞更健康地进行分裂——这是一种能让人延年益寿的多米诺骨牌效应。[391]

释放压力的简单技巧

- **散步。**亲近大自然，能降低高血压、缓和肌肉紧张并降低压力激素的水平。[392]
- **坐下。**冥想能提高幸福感，这和免疫细胞中的端粒酶活动有关。它将让人更加健康、延年益寿。
- **试试下犬式。**一项对 200 名乳腺癌幸存患者进行的研究显示，在经过三个月的常规瑜伽练习后，和实验对照组相比，这些女性的炎症水平较低而活力更强。[393] 另外一些研究发现，和那些刚刚开始练习瑜伽的人相比，定期练习瑜伽的人在压力环境下的炎症反应相对较低。[394] 瑜伽能降低心脏病人的炎症反应，能让糖尿病患者的葡萄糖水平和胰岛素水平上升。
- **让别人帮你排解压力。**研究发现，按摩能帮你排解焦虑、沮丧、肉体上的痛苦和压力。[395]
- **深呼吸。**研究证明，芳香疗法，特别是薰衣草的芳香能降低压力水平、缓解焦虑。[396]
- **放声大笑。**放声大笑能减轻压力、疼痛并支持免疫系统。[397]

我为什么冥想

你是否练过入定冥想？冥想方法多种多样：引导冥想法、禅宗佛教冥想法、正念冥想法、印度教冥想法，还有其他无数种冥想法，它们各有各的风格和益处。如果你从未练过冥想，最好能找到一种适合你的风格，然后进行"练习"，这意味着你得经常练习。长期练习冥想，有许多让人难以置信的好处。这些年来，我尝试了许多种不同的冥想法，最后我才找到了最适合我的那种风格。

不同种类的冥想法，在练习方式上略有不同。一些冥想练习重视气息的运送，并在整个冥想过程中需保持一个固定的坐姿不动。很多流派的冥想法，其练习的重点是远观心灵，旨在让你摒弃内心杂乱的想法，营造一个静谧的精神空间。一些别的形式的冥想，会建议你专注于一个特定的想法或一条特定的咒语。

曾经有很长一段时间，我一直想要练习冥想，但我觉得，我永远没法彻底抛弃所有的杂念。因此，当人们问我，我练不练冥想时，我会说"我希望我能够冥想……我试过了，但我不擅长这个"诸如此类的话。

有一天，我的一位女性朋友给我介绍了另一种冥想，叫作超觉冥想。对我来说，它真是太完美了。超觉冥想能让人脱胎换骨，并且非常容易学习。它并不是我所接触过的最简单的冥想，但它是我学过的最容易的东西。

我开始试着每天冥想 20 分钟,在那些连 20 分钟都抽不出来的日子里,我会见缝插针、尽量随时随地挤出时间。在最忙碌的日子里，有时我会坐在计程车后座，冥想 5 分钟。

按照超觉冥想的传统做法，每位练习者都将得到自己独一无二的咒语。这个咒语是你的冥想老师给你的，只能让你一人知道，不能告诉任何人，就连你的丈夫、姐妹或最好的闺密都不行。我独自守着这个纯洁的秘密，让我觉得自己太了不起了。

———————

冥想让我找回了整个的自己。我能真切感受到，被所有
生活压力折磨得支离破碎的我的各个部分，开始一点一
点地整合在了一起，这种感觉就像正在观看一个逆向的
玻璃碎裂视频。

———————

当我开始冥想时，我会留意我的呼吸，同时开始默念我的咒语，在我冥想的过程中，它会随时在我的思维中出入隐现。然后现实世界就会涌入、占据我的脑海——过去、现在、未来；希望、计划、压力，交织在一起。但我并没有要将这一切赶出脑海的压力。相反，我会让那些想法和我的咒语一起下沉、旋转，跳起曼妙的舞蹈，直到最后它们沉淀在我脑海中最安静的那个角落。很快，我的大脑中只剩下一片寂静。我觉得自己非醒非睡，我的身体有种无法动弹的感觉。这种感觉就像我找到了通向内心最深处的道路，就在那时我会意识到，我正在由内而外地进行自我修复。

冥想让我找回了整个的自己。我能真切感受到，被所有生活压力折磨得支离破碎的我的各个部分，开始一点一点地整合在了一起，这种感觉就像正在观看一个逆向的玻璃碎裂视频。半空中，那些破裂的玻璃碎片重新拼接在一起。这就是冥想为我做到的事：它让我找回了整个的我。

当我刚开始学会冥想时，我身不由己地深深陶醉其中。当你开始尝试一种新事物时，不是总会这样吗？有一段时间，我完全沉浸于冥想的世界中——那段时间，我每天上午和下午都会进行冥想。这简直让人难

以置信。经常进行冥想练习，给我带来了平静、清晰和专注的思维，让我生活中的一切都能从中受益。随后，在大约一年之后，我发现自己开始忽略每天的冥想练习，只有在我迫切需要它的那些糟糕至极的时刻，才花时间进行冥想，比如那个炎热的夏日，当我在洛杉矶动物园忘记了我的台词时。冥想能把我重新送入正轨。这样的经历让我意识到：尽管我拥有这一神奇的工具，我却没有充分利用好它。

就像偶尔锻炼一两次，并不会让你达到最佳健康状态一样；偶尔冥想一两次，也无法让你获得最大的收益。因此我决定试着每天冥想至少一次。自从我开始那样做之后，一切都变得更美好了。

在我 20 多岁时，我开始了解到，营养和健身会对我的身体产生多么重大的影响，并开始学着使用这些工具来让我的人生改观。在我年近 40 和刚过 40 岁时，练习静坐冥想、注重饮食和经常运动，成了我送给自己的最棒的礼物。没有人能够从我这儿抢走这个工具。它一直伴随着我，我能随时随地使用它。它给我带来了一种新的平衡，给我营造了一个安全静谧、可以随时造访的地方，这个地方就在我的内心深处。

支持你自己，能保护你的全身健康

一个生物体能否存活，和它在细胞层面管理压力的能力直接相关。我们细胞的适应性和顺应力，能反映出我们一生中所累积的压力：从我们儿时的应激源到我们成年时所遭遇的种种压力。当成年人背负着盘桓不去的压力时——比如由于长期照顾老弱病残导致的慢性压力——我们的细胞和免疫力就会受到负面影响。我们吃得越有营养、我们越是注重锻炼、我们的休息质量越好，那么当我们遇到生活中不可避免的应激源时，我们就有更多的办法对付它们——我们的身体就会更加强壮。一个相对强大的免疫系统，会以短时间炎症的方式来应对疾病和受伤。这样的炎症有助于我们快速痊愈，它并不是那种对身体有害的、逡巡不去的慢性炎症。

冥想和降压不仅能让你更加健康，也能让你的生活更加愉快。冥想能让你放松，能让你享受此时此刻，能让你更耐心地对待你的工作、家人和朋友们。降压能保护你的细胞。它能让你精神焕发，让你的大脑精力充沛，让你能专注于需要专注的事物、做你需要做的事情。

学会远离压力，能让你感觉自己更加年轻、更有活力、更加平静——即便你前面的车开得实在太慢了，即便你的事业并没有朝你希望的方向发展，即便你发现，一根游丝一样的白发已经悄然出现。

CHAPTER 11

打造更强大脑

如何给你的超级电脑编程

　　我的工作需要我不断重塑自我。我指的并不是我的发型、化妆和台词，而是我得为每个角色做好准备。每部新的电影，都和之前的电影截然不同，对我来说，这是我工作中最有意思的地方：每天我得按时在片场出现，并想好该如何完成这些全新的事情。每一幕场景都是新的，每一个镜头也都是新的——都是一个全新的难题，而我得参与其中，解决那个难题。

　　我喜欢这些学习新技能的机会，比如说，为了演好我在《霹雳娇娃》中的角色，我练了好几个月的武术。为了演好我在《安妮：纽约奇缘》中的角色，我练习歌唱。我也喜欢温习我以前的技能，比如我曾在《危情谍战》中大秀了一把特技驾驶。最酷的是，每当我学到新技能或巩固、提高已有技能时，我不仅是在给我的简历添上一抹亮色；每当我学会一个新的动作，比如悬在线上后空翻时，我不仅锻炼了肌肉，更重要的是我还在我的大脑中创建了联结。

　　我今天所学到和体验到的一切，比如我在过去的几年中一直在学的科学知识，在不断打造我的大脑。随着我越来越年长，这些联结将变得越来越有价值。对你来说也是如此。因为，我们所爱的所有人和所有事，我们所了解和意识到的万事万物，都存在于我们的大脑中。你的大脑掌管着你的个性、你的欲求、你的兴奋点。这一切，还有更多别的东西，都源于你的大脑，源于神经元和神经递质之间的联结，它们会将各种信息、感觉和意识传送到你的全身。

什么事物会让你感到自己充满活力？开怀大笑，翩翩起舞，新鲜空气拂过你的脸颊的感觉？所有这些感官享受，都来自你大脑中的四片脑叶。大脑顶叶对皮肤知觉至关重要，此外，它还能让你感受到阳光的温暖、600 支床单的细腻。大脑顶叶受损，会导致你空间意识错乱、无法通过触摸感知事物，以及无法完成穿衣等简单的事情。[398]

太阳穴后的颞叶，承载着关于语词、音乐、地点、味道的记忆，并负责处理声音。[399] 还记得你的第一场音乐会、你的第一次接吻、你母亲香水的芬芳气味吗？这些记忆储存在你的颞叶中。你欣赏到的美丽日出，应归功于大脑枕叶的活动。[400] 枕叶位于你的大脑后部，它通过视网膜接收从你眼中传来的视觉信息，并构建你对这个世界的有意识感知。眼睛受伤，有可能会让你失明，也会损害你的枕叶。

你的四片脑叶各司其职，在你生活、工作、欣赏悬挂在你头顶的那轮明月时，它们不间断地、无障碍地互相交流：如果你想转过头去告诉你身旁的人，你的枕叶帮助你看到的那轮明月有多么美，还有看到明月给你带来何种感觉，你需要用到你的大脑额叶。[401] 额叶位于你的额头后面，它负责组织、情感表达、运动和动机的管理。

你的大多数原始冲动，从感觉到饥饿到想要亲吻谁，都源自你的大脑。然而，大脑同时也负责逻辑和计算。大脑中有一些特殊细胞，负责对你周围的空间进行三角测量，因此你才能找到回家的路。[402] 大脑中有承载你记忆的细胞，因此你才能记住熟人的脸。[403] 你的大脑能自动运行，管理各个支撑系统，让你能够生存下去；而你几乎没有意识到，它控制着你的动作、心跳、平衡和呼吸。

你的大脑如何成长

你的大脑是一团灰乎乎的、凹凸不平的物质，重量约为 1.4 千克。[405] 它看上去有点像树皮，并因此而得名：当你看着一颗大脑时，你所看到的灰色外层表面，叫作大脑皮层（cerebral cortex），cortex（皮层）这个词源于拉丁语的 bark（树皮）。如果你能展开大脑皮层所有的隆起和褶皱，让它平滑铺开，你会发现，大脑的表面积是如此之大，它甚至能完全覆盖一个宽敞的客厅。在大脑中部，有一条深深的裂缝，裂缝中有许多神经元，或者说脑细胞。这些神经元负责在大脑左右两个半球之间来回传递信息。

究竟是什么让一颗人脑保持健康？大脑解剖学能帮助我们了解大脑。大脑由许多神经元组成。肌肉细胞会收缩，心脏细胞会跳动，而神经细胞能做更了不起的事：它们会一次次地彼此联结，创建出数以万亿计的相互接触的结构——或者说突触。

构成你大脑的神经元由三个部分组成：细胞本体，里面有一个细胞核，细胞核中包含着你的遗传信息；树突，它们是一些外形类似树枝的丝状延伸物质；轴突，细胞的根基，由穿行于空间与突触之间的神经纤维组成，以和其他细胞交流。[406] 这些联结网络构成了你的神经网络，它们是一颗健康正常、功能完善的大脑的沟通信道。

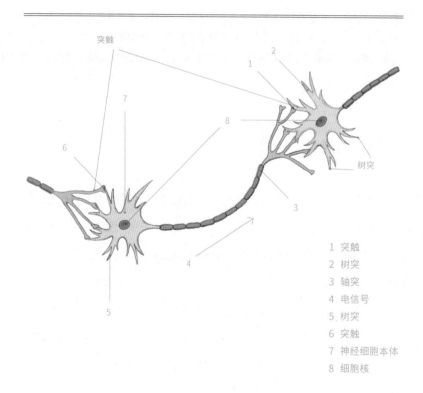

1　突触
2　树突
3　轴突
4　电信号
5　树突
6　突触
7　神经细胞本体
8　细胞核

　　如果你解剖一颗人类大脑或一条脊柱，你会看到一些肉眼可见的灰色物质和白色物质。其中，灰色物质是由细胞本体和树突组成的，此外还有它们自己的支持细胞，叫作胶状细胞；而白色物质是由髓鞘中的轴突组成的，髓鞘是一层起保护作用的脂肪。

人类大脑大约由 125 万亿个突触组成——数量之多堪与 1500 个银河系的浩瀚繁星相媲美。随着你生存、身体成长、情感发育，或训练、锻炼、建立平衡感，或从事一些需要用脑的活动——比如冥想，你就建立了新的联结和网络，这些联结有助于你的健康，虽然随着年龄增长，大脑会出现一些自然损耗。

同样，正是这些联结，让你的大脑从一个婴儿的大脑，发育成一个成年人的大脑。当你呱呱坠地时，你只有一个小小的大脑，大约为你现在大脑的 1/3。[407] 但它生长得很快——在短短 3 个月的时间中，它的体积就达到了成年人大脑的一半。当你的大脑对新的环境刺激物做出反应时，包括你和周围的人进行互动时，它就会受到刺激、实现最初的成长。到你长到 2 岁时，你的大脑就已经开始摸索门道、试图思考并理解人和社会关系。根据《社交》一书的作者马修·D. 利伯曼（Matthew D. Lieberman）的观点，人类孩童的能力，是其他物种中的成年动物都难以企及的。社交拓展是人类喜欢聚在一起的根本原因，所以我们才创建了一个个社区、社团和城市。

人脑在青春期继续成长变化。自我感知在我们 11 岁时开始出现、发展，并在很大程度上由我们的社会文化和信仰系统塑造。大脑在我们十多岁时继续成长，一直持续到我们刚成年时。实际上，人类需要比其他哺乳动物更久的时间，才能完全发育成熟：直到你 25 岁左右，你的大脑才能在生理上完全成熟。[408]

研究显示，十多岁的年轻人处理情感时所使用的大脑区域，和成年人不同。在进行计划和控制冲动时，成年人的脑部扫描显示，大脑的额叶部分——大脑中的执行区域——出现了更多活动。而十多岁的青少年的脑部扫描显示，他们的扁桃体部分出现了更多活动，而在那一区域中，存在着一些会让人做出冲动、叛逆的决定的机制。[409] 随着青少年长大成人，他们大脑中的活动会更加集中于额叶——额叶是大脑中最晚成熟的区域之一。

现代神经学起源于我们对额叶和人类发育之间关系的初步认识。在19世纪中叶，一个叫菲尼亚斯·盖奇（Phineas Gage）[410]的年轻小伙，接受了一份他日后很可能会后悔的工作。他是一名铁路工人，在他参与修建一条铁路时，事情突然乱了套。一次恐怖的爆炸将一根钢杆弹到半空中，而这时菲尼亚斯正好在错误的时间处于错误的地点。钢杆击中了他的头部，穿透了他的头盖骨。然而医生们奇迹般地救活了他。于是菲尼亚斯获得了他的第二次生命，而神经科学也迎来了它的第一位病人。因为，尽管菲尼亚斯在遭遇爆炸后侥幸存活了，但他的人格特征却不复存在。在事故发生前，他是一个和蔼可亲、有责任心、人见人爱的小伙子。然而事故之后，据说他变得不靠谱、不礼貌了——简单地说，在那些和他亲近的人看来，他简直判若两人。

事实是，盖奇受到的伤，的确影响了他的大脑额叶，而大脑额叶拥有一些类似情绪和社交互动的功能。盖奇的人格大转变促使医生们认识到，某些人脑功能，一定仅仅存在于人脑中某个特定的局部区域中。人格存在于人脑中这一全新的认识，促成了新兴的神经科学的起步。从那时起，我们在科技上取得的长足进展——比如功能性磁共振成像（FMRI）扫描和电脑断层（CT）扫描，使神经科学家能比从前更深入地探索人脑。[411]复杂精密的成像工具，允许我们能够从细胞层面，观察大脑模式和大脑活动，并揭示神经网络对人体全身功能的深刻影响。此外，这些工具还赋予了我们非凡的能力，让我们能理解衰老对大脑的影响——大脑是如何生长发育、建立联结的，又是如何衰退的。

我们是什么样的人，一定程度上由我们所学的知识和我们的记忆决定。但与此同时，我们的人格与个性，也深深植根于我们的生理结构之中。这就是在亲朋好友眼中，菲尼亚斯·盖奇出事后像是变了个人的原因。在某种程度上，盖奇所受的脑部创伤，让他倒退到了青春期时的大脑状态，因为他失去了部分"成年人"的大脑。

———————

你的大脑细胞比你体内的其他任何细胞，拥有更长的寿命。你的皮肤细胞每3个月就会死亡，你的胃壁细胞只有3天生命，而你的大多数脑细胞，从你呱呱坠地那天起，就已经在陪伴你了。

———————

　　成年人的大脑中密布着各种联结网络和神经网络。借助这些网络，大脑脑叶间和各个区域间不断进行着交流。这些先进的网络能够共享信息、知识、情感和推理。作为成年人，我们拥有处理好自己情绪的能力，我们能做出更理智的决定——这是年龄和阅历送给我们的一份大礼。

神经元小宇宙之旅

　　你的大脑细胞比你体内的任何其他细胞，拥有更长的寿命。你的皮肤细胞每3个月就会死亡，你的胃壁细胞只有3天生命，而你的大多数脑细胞，从你呱呱坠地那天起，就已经在陪伴你了。[412] 你的大脑中约有1000亿个神经元。多年以来科学家们普遍认为，人脑并不能创建新的神经元。但在最近的数十年中，他们已经发现，成人大脑有几个非常特殊的区域。这些区域能创建新的神经元，包括海马体（我们的记忆中心）。[413]这一过程被称为"成体神经发生"。这就意味着，人脑比我们之前意识到的可塑性更强、再生能力更强。

随着时间的推移，由于创伤、疾病和自然的衰老过程，我们不断丧失脑细胞。你的神经元并不依赖细胞分裂维持现状，它们依赖你体内的保护机制，比如细胞凋亡，安全地清理细胞碎屑，并保持细胞的健康和活力。

除了神经元之外，你的大脑还有一些特殊的细胞，叫作胶质细胞。它们通过为神经元输送营养、隔离神经元、固定神经元以及别的一些使命，为你的那些神经元提供支持。你所拥有的胶质细胞数量，大约是你拥有的神经元细胞的 10 ~ 15 倍之多。[414]

就像电脑和你的心脏一样，你的大脑靠电活动运行。神经元能够通过激素和神经递质发出的电信号和化学信号传达信息。你的无数树突能从其他神经元那儿接收信息，而根状的轴突负责发出信息，不仅发送给其他的神经元，也发送给各种类型的细胞，包括你的肌肉细胞和器官细胞。神经细胞本体的运行机制就像电脑，它会接收它所收到的所有信息，然后加工这些信息，从而做出决定、指导下一步行动。一些决定需要你的参与——你是该平静下来、继续目前这让人沮丧的交谈，还是该停止交谈，摔门扬长而去？与此同时，神经细胞也会替你做出一些决定，比如让你不间断地呼吸空气。

大脑如何连线

婴儿大脑的体积很小，成人的大脑会大一些。但这两者的差异，远远不止尺寸的区别。其中最大的差异，当数大脑的连线。一些大脑成像研究显示，一个婴儿大脑的连线和白色物质均少于成人大脑，而发育完备的成人大脑中连线密布、纵横交错，还有髓鞘保护和强化它们。[415] 作为成年人，我们拥有多少神经连线、它们有多强大，取决于在我们的一生中，我们学习了多少、多少次暴露在新的体验和环境之下。

大脑是如何工作的？托马斯杰斐逊大学的神经学和神经科学助理教授深南·韦斯博士（Dr. Shennan Weiss）给我们上了一课。[416] 他向我们解释了，为何大脑连线对我们一生中的学习和成长至关重要。科学家们早已了解，人脑能在成长过程中建立新的联结。但是，人脑能在充分发育后，继续建立新的联结和网络这一事实，最近才得到了他们的认可。在过去的 40 年中，研究人员们发现，我们一度以为，成人大脑的感知能力和反应能力早已"定型"了，然而事实是，成人大脑能继续根据我们对一切事物的体验和反应——从各种感官刺激到生活中的大小事件——形成新的联结，并改变神经通路、创造新的可能性，一直到我们步入老年。这一大脑的"改写"能力被称为"神经可塑性"，这意味着，实际上，老家伙也能学会新把戏。[417] 这意味着，随着你的年龄增长，学习能帮助你的大脑保持活力。

当你学习新事物时，大脑会做出反应，创建出一种神经模式——一种联结各种神经元、有时连接各种大脑区域的微电路。你的每一段新的经历，都会影响神经元之间的联结。多次重复的体验能强化这些联结。随着时间的流逝，神经网路就这样形成了，并且这一神经网路能和某一特定体验相关的任何事物产生联结。那些现在对你来说就像第二天性一样熟知的常识，最初源自一些并不稳定的神经联结，随着时间的流逝，它们才发展成了根深蒂固、坚不可摧的网络。

这些保存在你大脑中的经验的集合，称作你的"认知储备"或"认知来源"。[418] 这些资源是在你的整个人生历程中形成的，并受到万事万物的影响，包括你所受到的教育、你所习得的语言、你所经历的情感故事和人生事件。神经可塑性允许我们强化大脑，让我们的大脑在衰老将至的威胁之下，迎难而上并变得更有弹力。正如我们能够通过一些能让身体做出反应、实现成长的方式，来挑战身体并塑造更强健的肌肉一样，我们也能通过挑战智力、帮助我们的大脑形成新的联结，来打造一个更强大的大脑。[419]

2014 年，一个名叫丹尼尔·巴西特（Danielle Bassett）的 32 岁女子，凭借她对人脑将如何随着时间流逝进行重组的独到见解，成了史上最年轻的麦克阿瑟天才奖获得者。巴西特的研究指出，我们的大脑是一个联网系统，这个系统会根据我们建立的联结的类型生长发育。[420] 你的大脑在已有的信息库中建立的联结越多，大脑就越能理解，该如何利用你已有的知识来完成新的任务——也就是说，你就能学得越轻松。这是大脑通过其庞大的网络系统交流信息的一个理想方式，因为这种方式，能把它通向各个网络所需的"跳跃"次数，减到最少。正是枢纽之间的联结，使各种信息能在网络间自由流通。因此，你的大脑所建立的联结越多，它就能越轻松地解决问题、分析和记忆事物。学习能建立联结——因此你需要不断学习，因为随着你走向衰老，一些枢纽会出现自然衰退。

假设你现在需要坐飞机穿越美国全境。如果你错过了一个大机场的某个航班，比如纽约约翰·菲茨杰拉德·肯尼迪国际机场的航班，你一

正如我们能够通过一些能让身体做出反应、实现成长的方式，来挑战身体并塑造更强健的肌肉一样，我们也能通过挑战智力、帮助我们的大脑形成新的联结，来打造一个更强大的大脑。

定可以在 1 小时内,赶上另一个去洛杉矶的航班。但是如果你的始发航班,是从一个班次很少的地方机场出发的,那会如何呢?如果你错过了航班,很可能就得搭乘非直达航班,在中途停留,导致整个旅程所花的时间大幅增加。因此,不妨试着在你的一生中构建强大的网络系统、创建拥有更多大脑联结的神经中枢,让你的中枢神经系统更类似于肯尼迪国际机场,而非缅因州的小直升机场。

尽管每年联邦政府拨给阿尔茨海默病的研究资金高达 5 亿——相对于每年阿尔茨海默病给美国造成的 2000 亿经济损失而言,可以说是微乎其微——但科学家们仍然未弄明白,究竟是什么引起了阿尔茨海默病。

　　大脑能够创建各种联结,同样也有可能丢失这些联结。疾病会扰乱大脑信息枢纽中的细胞活动,这是老年人出现认知衰退的一大原因。研究人员认为,通过向最重要的信息共享枢纽发起攻击,从而扰乱神经元的活动,正是阿尔茨海默病的发病机制。[421] 伴随着阿尔茨海默病的到来,人脑会出现失忆和记忆混淆等生理变化。阿尔茨海默病会引起大脑中的枢纽崩溃,让信息无法像过去那样自如传递,于是患者就忘记了他们把钥匙放在了哪儿、忘记了自己的住址,最后忘记了他们一直耳熟能详的种种:他们亲人长什么样、怎么穿衣服、如何说话。在你大脑中不同区域之间存在的联结越多,你就越能利用其他的替代途径,你的大脑就越能在需要时实现信息的交换、分享和回忆。你的神经网络越强大,你大脑面临衰退时的快速复原能力也就越强。

你大脑中的数十亿个神经元，在它们的交汇点形成了数万亿个联结。这些神经元叫作突触。当一个神经元需要将信息传递给另一个神经元时，它就会发射电脉冲，让大脑迅速分泌出一种叫作神经递质的化学信使。神经递质会立即填满这个突触，接着，负责接收信息的神经元就会读取它所包含的信息，并发出自己的电脉冲作为回应。神经递质充当着神经元之间的短消息。一些神经递质会指示神经元行动起来（"刺激性"神经递质）；另一些神经递质指示神经元留在原地、不要贸然行动（"抑制性"神经递质）。

神经递质有许多种类，它们都有各自不同的使命，它们负责在各个神经元之间传递信息——和你的视觉、激素、情绪，还有所有一切有关的信息。这些信息让你的身体知道该做什么、该何时行动。

任何因素都会影响这个通信系统，包括营养、医药和人体衰老在内。尽管衰老对人脑所产生的影响因人而异。但是，一些研究已经发现，随着衰老的到来，大多数人会感受到如下这些神经递质中所发生的变化：谷氨酸盐、乙酰胆碱、伽马氨基丁酸（GABA）、血清素和多巴胺。要注意的是，这些变化不一定会影响整个大脑；它们有可能只会影响大脑中的一个区域，甚至只影响某一种细胞。

谷氨酸盐是一种人体用于制造蛋白质的氨基酸，它也是人脑中一种重要的刺激性神经递质。许多大脑功能，比如情绪处理、运动行为和记忆，都依赖于谷氨酸盐。

许多以啮齿类动物为实验对象的研究表明，谷氨酸盐的水平会随着人体衰老下降，一些大脑区域中的谷氨酸受体的浓度也是如此。[423] 一些脑成像研究已经发现，在趋向衰老的人脑中的谷氨酸盐活动，会呈现出一种减少的态势——在大脑的运动皮层中，这点尤为明显。[424] 运动皮层控制着你的自发性生理活动。[424] 在我们衰老时，运动皮层中发生的变化，会影响我们的肌肉力量和运动。[425]

乙酰胆碱是一种刺激性神经递质。它会引起肌肉收缩、令各腺体分泌激素。[426] 乙酰胆碱对认知，特别是记忆很重要，并且在人体衰老时，皮质乙酰胆碱功能的衰退，将引起认知水平的下降。[427] 一些测试发现，那些患有阿尔茨海默病的患者，体内的乙酰胆碱受体的数量较少。因此，目前一些针对阿尔茨海默病的药物，旨在提高人脑中乙酰胆碱的水平。[428]

伽马氨基丁酸（GABA） 是成人大脑中一种主要的抑制性神经递质。伽马氨基丁酸水平过低会导致抑郁和焦虑。[429]

随着年龄增长，人体分泌的伽马氨基丁酸会逐渐减少。但正如一项研究所证明的那样，我们能够通过体育锻炼，提升伽马氨基丁酸的水平。[430] 研究人员让实验对象每周练习三次瑜伽，并坚持三个月，同时检测他们的 GABA 水平和情绪。在三个星期之后，实验对象的 GABA 水平升高了，并且他们的情绪也改善了，焦虑也得到了缓解。[431]

血清素 具有许多功能：收缩血管、帮助入眠、帮助调节体温。但它最著名的功效，也许在于它是一种"让人欢乐"的化学物质，能让你周身洋溢着快乐感和幸福感。

血清素的水平会随着人体衰老而降低，令我们的大脑更难以"读取"血清素发出的消息。[432] 暴露在日光下和进行体育锻炼，是增加血清素分泌量的两种最天然的方法。夏天待在户外或好好锻炼一番（如能到户外跑步或远足就更好了），能让你心情欢快、情绪飞扬，这就是原因。血清素具有让你快乐的功效，这点非常重要，因为我们很快就会谈到，你的心情会影响你的寿命。

多巴胺 是一种"刺激性"神经递质，它通常和一些受奖励推动的行为有关。[433] 随着一些让人上瘾的活动（比如性爱和赌博）和一些让人上瘾的物质（比如糖、酒精、毒品）而涌现的多巴胺，会将这些活动和物质当作快乐、有趣的体验编码到我们的头脑中。但多巴胺也有不少更积极向上的作用，它是我们和别人亲密交往时所释放出来的一种化学物质，还会影响人的动机和注意力。

多巴胺和多巴胺受体的水平会随着人体衰老而逐步下降。[434] 人脑失去了那些分泌多巴胺的神经元后，有可能会得帕金森病。因此对帕金森病患者来说，多巴胺减少所带来的影响会更加严重。实验发现，冥想能帮助提高多巴胺的水平。[435]

了解痴呆症

很多老人之所以会患上痴呆症或出现认知减退，其实都是一种更为严重的疾病——阿尔茨海默病——造成的。在美国，阿尔茨海默病影响着500多万美国人的健康，它也是美国人的第六大致死原因。[436] 阿尔茨海默病的两大风险因素是年龄和性别：超过65岁的女性罹患阿尔茨海默病的风险是同龄男性的两倍。将近2/3的美国阿尔茨海默病患者都是女性。[437]

对于许多正常的成年人来说，健忘是走向衰老的一个自然组成部分。[438] 我们大多数人都有这样的时候：我们突然忘记我们的购物清单、想不起我们把车停在了停车场中的哪个位置、记不起我们偶遇的一个老朋友的名字。随着年龄的增长，我们使用准确词汇、进行语言表达的能力也会出现衰退，这种衰退也是正常的。而痴呆症和这些情况不同。痴呆症是一种疾病，它不是正常的衰老现象。

痴呆症的最初表现，常常是难以长时间地记住一些事物（而不仅仅是当场忘记事物的名称），但病情有可能很快就会恶化，导致患者在制订计划、管理情绪和自我控制等方面，出现一些更为严重的问题。痴呆症患者难以和别人保持良好关系，无法控制他们的经济状况或者打理好一个家。痴呆症患者有可能会在一些熟悉的地方迷路，反复询问同一个问题，出现一些怪异的举止，或者无法让身体保持平衡。随着时间的推移，他们的人格性情、饮食习惯和卫生习惯也会出现变化。[439]

尽管每年联邦政府拨给阿尔茨海默病的研究资金高达5亿——相对于每年阿尔茨海默病给美国造成的2000亿经济损失而言，[440] 可以说是微乎其微——但科学家们仍然未弄明白，究竟是什么引起了阿尔茨海默病。目前，并不存在针对阿尔茨海默病的诊断性测试或绝对明确无误的生物性检测标记，这意味着，我们无法做出准确的临床诊断，判断出一个病人所患的究竟是阿尔茨海默病，还是与之相类似的别的痴呆症。这一疾病的难以确诊，正是一些用于治疗阿尔茨海默病的药物，在试验和研发过程中屡遭失败的症结所在：研究人员根本无法确定，他是否在用治疗阿尔茨海默病的药物，治疗真正的阿尔茨海默病患者。尽管目前有不少减轻阿尔茨海默病症状的药物正在使用和开发中，但尚未发现能够治愈这一疾病或能逆转疾病进程的药物。

阿尔茨海默病的两大风险因素是年龄和性别：超过 65 岁
的女性罹患阿尔茨海默病的风险是同龄男性的两倍。将
近 2/3 的美国阿尔茨海默病患者都是女性。

　　这就是说，药物并不是我们和阿尔茨海默病作战的唯一武器。我们有幸和戴尔·布里德森博士（Dr. Dale Bredesen），在他加州大学洛杉矶分校的办公室中讨论过这个问题。布里德森博士是衰老研究和大脑研究领域的知名专家。他和他的团队是研究营养、睡眠和锻炼对大脑健康影响的先驱者。他向我们介绍了目前他的团队正在进行的一项新研究：首先，他们会详细测定每个患者的新陈代谢情况，然后他们会试着采用整合了体育锻炼、营养补充、压力释放、激素调整和睡眠优化的治疗手段，并结合患者的个人情况，因人而异地治疗那些阿尔茨海默病早期患者（他将这种治疗方案称为"神经递质的新陈代谢强化"[441]）。尽管这一疗法还需更多的临床试验证明其疗效，布里德森已发表了一些有说服力的证据，这一多模式综合疗法，能帮助早期阿尔茨海默病患者逆转认知衰退，并改善身体功能。

沉积和缠结

在一些阿尔茨海默病患者去世后，科学家解剖其大脑发现，他们的大脑出现了两种生理变化：在海马体和大脑皮层等部分大脑组织中，细胞内出现了缠结，细胞外出现了沉积。[442] 这些缠结和沉积是由蛋白质组成的（分别为 tau 蛋白和 β - 淀粉样蛋白），而这些蛋白质正是大脑结构退化的标志，大脑结构退化会引起记忆和性格的改变，而后者正是阿尔茨海默病的一大表现。

β - 淀粉样蛋白沉积和 tau 蛋白引起的神经纤维缠结，是一些无法消化的簇状蛋白质，它们貌似会损害它们周边的健康细胞。我们都有一些会分泌这些蛋白质的细胞。随着我们走向衰老，这些蛋白会在我们体内四处游荡，并粘连在一起，引起积聚，而不再像从前那样被定期排出体外，这就给健康带来了威胁。

它们的形状应该对此负一部分责任。正如你从第 5 章中所了解的那样，蛋白质是一种三维结构体，由向内折叠并自我卷曲的一些管状物质组成。这一独特的结构有助于它们顺利完成自己的使命。当蛋白质出现异常折叠、黏糊糊的表面互相粘连在一起时，蛋白沉淀就形成了。

尽管我们所有人都会分泌这些 tau 蛋白和 β - 淀粉样蛋白，并不是所有人都会患上神经退行性疾病。一些基因会让你罹患大脑退行性疾病的风险加倍，但别忘了，你的环境对你基因型的表现，也会起到关键作用。现在科学家们已经明白，让自己投入新的环境和新的体验中去，是保护你自己、避免认知衰退的最好方式之一。得到适当的休息也能奏效。当我们睡眠时，我们的大脑细胞会自我净化、自我修复，并在这个过程中清除掉一些异常折叠的黏性蛋白质。[443]

健康大脑的养护

若你希望能在晚年保护好自己的大脑,建立新的联结非常重要。此外,你的全身健康和你的情绪健康也扮演着重要角色。认知衰退会受到一系列身体状态和情绪状态的影响,包括家族史、心脏病、高血压、糖尿病、不良饮食习惯、缺乏体育锻炼、教育水平过低、压力过大、抑郁症和社交孤立,等等。[444]

研究表明,通过健身强身健体、食用营养丰富的食物、保证充足睡眠、注意减压减负,还有多受教育、注重脑力锻炼,能大幅降低人体伴随衰老到来而出现认知衰退的风险。[445]

通过健身保护你的大脑

一些研究表明,肥胖和代谢紊乱会引起认识表现欠佳、认知衰退和痴呆症,而体育锻炼能降低认知衰退和患阿尔茨海默病的风险。

越来越多的对照研究告诉我们,那些久坐不动的人,相对于每周运动3次或更多的人来说,更可能在晚年罹患痴呆症。锻炼也能助你更清晰地思考、降低炎症程度和压力水平,并让你的大脑释放出生长因子,例如脑源性神经营养因子,这些生长因子有益于细胞健康。一项实验对象超过65人的研究表明,和那些久坐不动的人相比,那些每周进行若干次中等强度锻炼(比如走路或慢跑)的人,其海马体的容量会扩大[446]——海马体是大脑的一个组成部分,负责管理记忆,它特别容易受阿尔茨海默病的影响——甚至对那些有阿尔茨海默病遗传倾向的人来说,情况也是如此。所以一定要利用一切机会到室外进行锻炼,以保护你的记忆能力。

通过睡眠保护你的大脑

适当的休息对大脑健康同样非常关键。正如我们在第 9 章中谈到的那样,睡眠让我们的细胞得到机会来运行那些保护性机制,从而维系我们的生命并让我们保持健康——包括清除随着年龄增长会在我们大脑中积聚的有害蛋白沉积。[447] 研究人员认为,这些蛋白沉积(会引起阿尔茨海默病)也会引发睡眠障碍。睡眠也能保护我们的精神健康,不让我们过度紧张或沮丧。

通过减压保护你的大脑

压力会影响我们的认知功能,随着肌体的老化,我们的大脑会变得越来越没有适应能力,压力开始给我们造成越来越严重的损害。长期压力过大或过度焦虑,会缩减大脑容量,无论对哪个年龄层次的人来说都是如此。压力会伤害人体建立新的突触联结的能力,而我们知道,突触联结对维持神经可塑性非常重要。[448] 在你年轻时,随着压力变小,你的大脑会迅速恢复活力。但进入中年后,这将变得越来越困难——压力会导致树突和突触缩减——但你的大脑仍能恢复原状。等我们年龄更大时,大脑修复损伤的能力就变得更弱了。所以,当你的那些年长的特别是已趋高龄的家人和朋友们失去亲友或面临压力、身患疾病时,记得一定要多给他们一点关爱。

通过冥想保护你的大脑

一些需要意识介入的行为，比如冥想和放松练习，有助于降低应激激素皮质醇的水平。[449] 而事实证明，经常性的冥想练习能改变你大脑的构造，这种改变对你的大脑是有益的、保护性的。

2011 年，研究人员观测了一组实验对象并记录下他们的表现：连续八周时间，他们每天花 30 分钟的时间进行冥想，结果是，他们的大脑灰质出现了物理变化。[450] 研究人员发现，那些冥想者的海马体——大脑的记忆中心——的灰质浓度上升，同时杏仁核——参与缓解压力和焦虑的大脑区域——的灰质浓度减少。2012 年的另一项研究表明，短短两个月的冥想练习，能使杏仁核的活动大幅减少，[451] 而这意味着，人体对压力和情感稳定性的反应得到了加强。对照组实验对象没有参加这样的冥想练习，在他们的大脑中，没有发现这些结构改变或活动改变。

通过学习、语言、旅行和兴趣保护你的大脑

新的学习和新的体验能形成新的大脑联结。印度的一项大型研究显示，会说双语能使老年人患痴呆症的时间推迟 4.5 年。[452] 总的来说，我们的兴趣越多、生活越丰富，我们大脑建立关键性联结的机会就越多。法国的一项研究在调查了 2400 位 65 岁以上的老年人的生活习惯和生活方式后发现，那些喜欢旅游、编织、园艺或接零活的人，相对于没有那么活跃的同龄人来说，患痴呆症的可能性较小。

通过音乐保护你的大脑

我的丈夫是个音乐家，他收藏了一大堆吉他，使我们的家为之生色。在他漫不经心地弹吉他、创作新曲或者只是随便玩玩时，我总会听他弹奏。他的音乐陪伴着我们，给我带来抚慰。我们还有一台经常转个不停的电唱机，美妙的乐声在空中回荡着，让我们感到怀旧而浪漫，像是家中正在举办一场即兴舞会。播放音乐、聆听音乐、创造音乐，那些歌曲让我们产生了共鸣，我们沉浸在乐声之中——音乐不仅能影响我们的感觉，也能影响我们的思考方式，还有我们大脑的连线方式。

一些研究显示，当人们聆听音乐、演奏音乐时，他们的神经活动会增多，他们的整个大脑会更活跃。[453] 那是因为，演奏音乐需要调动大脑中的视觉、听觉和运动等多个区域。你越爱玩音乐，大脑的这些区域就会变得越强健。那些经常演奏音乐的人，能让他们的胼胝体得到进一步发育，而胼胝体连接着两个脑半球。更强健、更厚实的胼胝体，能更快地传输大脑各区域之间的信号，因此，一位音乐家的大脑，往往能更敏捷地处理、解决问题。[454]

音乐也能改善痴呆症患者的记忆能力。[455] 音乐家创建记忆、储存记忆和在需要时提取记忆的能力更强。

记忆大师

对很多成年人来说，认知能力的变化只是自然健康衰老的一个组成部分。[456] 但对一部分人来说，这个微妙的联结网络的变化和大脑中出现的一些生理构造方面的变化，会严重得多，并会引发大脑退化、颤抖和失忆。

　　为了尽量减少这些将来有可能出现的变化，我们现在可以采取一些措施。你也许认为，是我们大脑的状态决定了我们的人生选择和人生体验。但真相是，这是一个反馈环路，因为我们的人生选择和人生体验，也会帮助塑造我们的大脑细胞和网络，即我们大脑的构造。通过做一些我们向来喜欢的事情——学习、运动、阅读、休息，我们的大脑能够变得更加强健、适应能力更强。这些活动有助于我们在短时间内保持积极、活跃、头脑敏锐，并随着时间的推移，长期保护我们的大脑。

　　我想继续远足旅行、继续静思冥想、继续学习、继续烹饪、继续听音乐，并让自己不断尝试新的体验，我想继续这一切，还有一个原因就是——我想拥有一个我能够依赖的强健大脑。我想在大脑中储存那些早已形成的各种记忆——我还想尽可能长久地留下更多美好的新记忆。

CHAPTER 12

爱与被爱的力量

庆祝人际交往之乐

　　我的生日在夏天，自我 40 岁之后的每年夏天，我都会庆祝自己的生日，以纪念岁月的流逝。每年的生日庆祝都非常特别。有一个生日派对是我亲自主办的，整整一个下午，我一直在厨房中烹饪，为我爱的那些人供应食物（然后在几个密友的陪伴下，刷了 3 个小时的碗碟）。还有一次是个惊喜派对，是我最好的朋友们为我策划的，我的丈夫——那时还是我的男友，带我去吃晚餐，而我的所有朋友在浴室中待了 20 分钟，等待我们的到来。还有我 43 岁时我丈夫为我主办的生日晚宴，我非常喜欢那顿无须我亲自动手的优雅晚餐。

　　所有那些生日庆典活动都是与众不同的，但有一点是永恒不变的——就是我被朋友们、被我爱的人和爱我的人簇拥着的时候，全身洋溢着的那种充实感和幸福感。我知道，我的朋友们一定认为，他们来参加派对，是来给我庆祝。但实际上，我也在为他们庆祝。我们庆祝着我们一起分享过的，还有将要分享的那些欢乐时光，同时也纪念着我们为彼此所承受的，以及将要承受的种种伤痛往事。我们出生在一个个不同的家庭中，然后，我们走出了自己的家庭，走到外面的世界中，接着，我们又和陌生人组建了新的家庭。我们的朋友和家人，就这样越来越多，其中不少会伴随我们走过一生。

不断发现新的朋友和家人，这是生活送给我们的最美好的礼物之一，不是吗？他们将要塑造我们，并且塑造我们的命运。

我有一些从小一起长大的闺密，我们已经相识数十年了；我结识了不少朋友，他们是我在人生旅途的不同时刻，以各种不同的方式遇见的；我还有一些朋友，是我最近刚刚认识的，但我们一见如故、相见恨晚；我还有一些很少见面或交谈的朋友——但在我们重新联系上的刹那，那种感觉就像昨天我们刚刚告别那般亲切。还有一些朋友就住在我家附近，他们会时不时地来登门拜访我们，让我们帮一个忙，或借个什么东西，或者喝一杯茶、打个招呼。我们还有一些更为盛大的庆典活动——策划惊喜派对，在彼此的婚礼上翩翩起舞，筹办精致典雅的节日晚宴。此外还有即兴的野餐，在那一个个美好的下午，我们吃着一篮篮的炸鸡，看着孩子们在草地上一起玩耍。所有这些人际交往，所有这些聚餐和活动，都是我人生中的重要组成部分。

这样的一些社会交往，似乎对我们的心灵和精神世界非常有益；因此当我了解到它们也有益于我们的身体健康时，我一点都不感到惊讶。

健康和社交的关系

人类是一种社会性动物——我们的大脑天生喜欢社会交往。社会交往曾经给我们的祖先提供了宝贵的庇佑和保护。在远古严酷的环境下，他们需要聚在一起才能生存下去。一个人几乎不可能单枪匹马地捕捉猎物、保持火焰不灭并且击退野兽。为了自身的安全和幸福，人类一直是群居动物，并且组建了社会。1000 年前，一个完全依赖自己力量的人，绝无可能活到成年（即便是在发达社会中，大多数这样的人，也无法过上他们的 40 岁生日）。

如今，尽管我们物质条件优越多了、医疗和科技取得了长足的进展，尽管人类的预期寿命更长了，社会交往仍然对我们的生存至关重要。因为即使我们能够独自生活、独立工作，只需按下一个键就能点比萨，但是，亲朋好友的数量和质量，仍然深刻影响着我们的健康和幸福。随着我们走向衰老，这点变得尤为真实，而孤独往往会增加死亡的风险。[457]

这个道理似乎显而易见、无须赘言，但重点是我们所有人，都必须明白这个道理。因为在当今美国，人们正在日渐疏远。在 1970 年，只有17% 的人独居，到 2011 年这一比例已上升到 28%。根据美国退休者协会2010 年发布的数据，在 45 岁及以上的成年人中，有超过 35% 的人感到孤独。这一研究还发现，孤独是身体健康不良的一个重要预测因素。

一本关于健康变老的书，显然非常有必要提到社交的价值。因为随着我们变老，我们更有可能变得与世隔绝。随着时间的不停流逝、人生的种种变迁，我们的社交圈子也发生了种种变化——老朋友们和老邻居们搬走了，孩子们纷纷长大了，我们的责任发生了变化，我们不再工作了。当我们更年长时，当我们的健康亮起红灯、收入大幅缩水，我们的孤独感有可能会与日俱增，孤独会给我们带来重创。一些分析社交孤立对老年人影响的研究发现：那些缺乏社交互动的老年人，早早离世的可能性将会翻倍。[458]

这是一个恶性循环：疾病加重孤独，孤独加重疾病。如果我们希望自己能健康地走向衰老，保持一定的社会交往非常关键。

爱不能给我们一切，但如果没有爱，我们同样无法生活下去。

你需要社交，你社区中的老年人也需要社交。随着朋友、家人和伴侣的去世，或自己搬到老年人护理中心生活，老年人特别容易陷入社交孤立、感到孤独寂寞。此外，受限的活动能力，也影响了老年人结识新朋友。如果你知道哪个老年人需要陪伴，那就去他家做客吧。这有益于他们的健康，也有益于你的健康——研究证明，那些志愿者往往更加长寿。[459]

人际交往是灵丹妙药

直觉告诉我们的正确道理，得到了科学的证明，这真是太棒了，不是吗？在我写这本书时，我们多次发现，生物学能完美地解释生活中一些让我们感觉棒极了的事物，又如何给我们带来了那么美好的感觉。友谊、幸福和快乐、共享欢笑、共同承担泪水，这些并不仅仅是优质生活的组成元素，同样也是健康长寿人生的组成元素。友谊能促进健康，幸福也能促进健康。

在前面的章节中，你已经了解了炎症和发炎的危险；了解了神经元联结将如何影响认知健康；了解了衰老如何进驻到你细胞的深处；了解了你的染色体端粒是在何处保护你那脆弱的 DNA 链终端。所有这些常见的引起衰老的原因，还有衰老的各种表现——炎症、认知衰退、端粒长度——都和人的社会交往、幸福程度和社交圈子密切相关。

当我们想到健康这个问题时，我们常常会想到我们吃了什么食物、我们多久锻炼一次——我们应该如此，因为良好的营养和适当的锻炼，能减少炎症的发生，有助于我们健康变老。但是，美好愉快的社会交往也有同样的功效。在一项实验中，135 位 61~91 岁的女性回答了关于她们生活质量的一系列问题。那些声称自己拥有很多亲朋好友、生活具有明确目标的女性，其炎症标记物水平，明显低于那些社交相对较少的女性。[460]

友谊、幸福和快乐、共享欢笑、共同承担泪水，这些并不仅仅是优质生活的组成元素，同样也是健康长寿人生的组成元素。友谊能促进健康，幸福也能促进健康。

在另一项研究中，密歇根大学的一些研究人员，在调查了 3610 个 24~96 岁的个体后发现，即便是短短 10 分钟的社交互动，也能提高个体的认知表现。相对于那些孤独无依或与世隔绝的人，那些拥有稳定社会关系的人出现认识衰退现象的概率显著减少。[461] 此外，社会交往也会影响端粒长度：社交越丰富，染色体端粒往往越长，那么人就越健康长寿。[462]

科学证明了这一点：一个人越快乐、人际交往越丰富，就越少出现炎症。社交联系越多，认知衰退就越少。更多的爱，意味着更长的染色体端粒。更多的欢笑，意味着更强健的免疫系统。[463] 这意味着拥有朋友伴侣、爱他人、给予你身边的人善意和支持，同时得到他们的爱、善意和支持，能消除一些会导致人体快速衰老的常见威胁。

质量比数量更重要

你不需要拥有 100 万个朋友，或者 100 万个追随者。你需要的是和高质量的人保持高质量的交往。一些研究显示，成为一个互相支持的群体中的一员，对你的健康大有好处——这里的关键词是"支持"。这不仅仅是指有人围着你转，而且意味着和那些你重视、重视你、让你觉得自己有价值的人一起度过美好时光。我们需要那种有人支持的感觉，否则我们患抑郁症或得其他病的风险就会上升。人际关系紧张或缺乏亲朋好友，不仅仅会让人感到孤独或是遭到误解，缺乏健康的社会交往，还会在我们走向衰老时，给我们带来诸多健康风险。在一项研究中，那些自称和丈夫关系紧张的已婚妇女，罹患心血管疾病的生物风险和社会心理风险，远远高于那些和丈夫关系不错的女性。[464]

有一项研究成果值得我们参考。这项研究观察了 6500 位年龄超过 52 岁的男性和女性，研究目的是评估：随着我们走向衰老，社会交往将对健康产生什么样的影响。[465] 研究者分析了两种类型的社交隔离：一种是社交孤立，一种是孤独寂寞。判断社交孤立的标准是客观的：研究对象和他人接触的频繁程度。而衡量一个人是否孤独寂寞的标准是主观的——有可能你被满满一屋子的人包围着，但你仍然感到孤独寂寞。

这些研究显示，社交孤立会大幅提高人体罹患高血压、心脏病、流行病、认知衰退、炎症的风险，而孤独寂寞会让人体罹患心脏病、高血压的风险上升，并让人体在面临压力时，出现不良的免疫反应。

根据这项研究，社交孤立和性别无关——男性和女性都可能会和自己的亲朋好友失去联系。如果他们未婚、收入较低、健康不佳，则更容易陷入社交孤立中。但研究发现，女性更容易孤独寂寞——即使客观上，你一直在和人们交往联系。

我们都有悲伤的时候，我们都会感到沮丧、低落、焦虑。在大多数情况下，我们的不良情绪很快就会缓解——但有时我们却会跌落到绝望的深渊中，并且发现，想要从这个深渊中再爬出来，简直难于上青天。

每年人约有 7% 的美国成年人，会罹患重度抑郁症。女性罹患抑郁症的可能性比男性高出 70%。千百年来，善于思考的人们一直试图破解抑郁症之谜，公元 4 世纪的和尚们把抑郁症形容为"来访的恶魔"，[467] 西尔维娅·普拉斯将之比作像是被困在了一个"钟形罩"中。如今，研究人员们已经对抑郁症的根源略有所知，并且研究出了一些治疗方法帮助病人康复。

抑郁的严重程度不等，轻微及暂时的悲伤是轻度抑郁，临床抑郁症或重度抑郁症则严重得多。如果你为失去了所爱的人而深感悲痛，这是正常的，并且会随着时间的流逝而平复。而临床抑郁症或重度抑郁症是一种更为严重的心理疾病，必须寻求专业人员的帮助。

临床抑郁症的症状包括：[468]

• 在两周的时间中一直（即每天）心情抑郁。

• 愉悦感显著降低。

• 睡眠状况出现变化。

• 体重突然增加或减轻。

• 兴趣发生转移，并影响正常的日常活动。

• 兴趣发生转移，并影响患者参与有意义的人际交往。

和大多数错综复杂的人类疾病相同，抑郁症是在遗传、生物和环境因素的共同作用下出现的。尽管大多数人会随着年龄增长而更加高兴，但也有些人会随着自己上了年纪而日趋抑郁，这种情况往往是疾病、与世隔绝或孤独寂寞引起的。[469] 身体健康的改变、生活方式的变迁也会对情绪产生负面影响，让人欢颜不再、愁眉苦脸。那些患有一种或多种慢性病的老年人、住院就医的老年人以及依赖家庭护理的老年人，罹患抑郁症的风险相对较高。

如果你或你爱的人正在遭受抑郁症的折磨，请向专家寻求帮助。治疗抑郁症的方法包括：心理咨询、药物和营养疗法。研究证明，冥想和锻炼对控制抑郁症也不无裨益。

如果你发现自己深感孤独，试着寻找对你有意义的人际关系或者寻求帮助，是非常重要的。孤独会加重抑郁，而抑郁会加重孤独。女性罹患抑郁症的风险是男性的两倍，特别是处于绝经过渡期的女性。如果你发现自己常常感到孤独，可以打电话给你信任的朋友、寻求心理辅导、前往社区活动中心或找到一个志愿者团体。即使一开始你可能会觉得尴尬，或因为离开了你的舒适区而焦虑，但将来的你一定会为此感谢自己。

打开大门，敞开心扉

如果你曾经被什么东西弄得一头雾水、莫名其妙，那你一定知道，有人坐在身边耐心地解释一番你的困惑，能给你带来最愉悦、最安心的感觉。在我们写这本书时，我们不止一次地体验到了那种放松感和联结感。

理查德·J. 赫德思博士曾邀请我们共进午餐，并和我们就人类预期寿命的话题聊了几个小时。可是在此之前，我们素昧平生。同样，在朱迪斯·坎皮西博士将我们介绍给她的所有同事之前，在艾莉莎·埃佩尔博士一边请我们吃鹰嘴豆泥，一边让我们不必太担心染色体端粒受损之前，我们也是素未谋面。所有这些非常繁忙的专家，热情地为我们敞开大门、慷慨地和我们分享知识并如此乐意和我们共度时光，是因为他们知道，让你——此刻拿着这本书的读者——对他们的研究有所了解，是一件多么重要的事。他们也比我们任何人都更加了解社会交往的重要性，因此无论他们的日程安排是多么让人抓狂，他们仍然愿意挤出时间和我们交谈。

打开大门、敞开心扉，就是我们创建群体的方式。有时，我们会从一位专家或导师那儿寻求建议；有时我们会充任别人的导师或专家。有时我们得听听下一代人的心声。伴随衰老而至的智慧,让我们拥有了这样的自信,愿意听取那些经验没有我们丰富或比我们年轻的人的建议。至于你是不是呼风唤雨、饱经世故的财富 500 强公司的 CEO,我一点儿都不在乎。我敢打保票,在你公司里的某个角落,一定有某个小助理或实习生,通晓一些能让你受用的知识。事实是,随着我们走向衰老,我们的医生、律师、甚至老板都有可能比我们更年轻。人际交往可以以各种形式出现,和年龄毫无关系。

在我前方的道路上,未知和不可知的事物是如此之多,因此当我知道,我并非孤军奋战时,我感到莫大的安慰。我拥有会指点我的良师益友,我有家人,我有朋友。这些社交联结会让我更强大、更健康、更快乐、更充实。

享受生活始于真正活着

最近我和一群朋友一起吃饭,餐厅中有一桌人,都是五六十岁的女士。她们热闹得很,先喝了一瓶酒,然后一直欢声笑语不断,随着夜色渐深,她们的笑声越来越响亮。她们正在享受这美好的时光,似乎完全没有注意到餐厅中其他人的存在。

朋友们和我相视而笑,彼此打趣道:"你也是这样的!就该这样!"这些女士全身上下洋溢着聚会的幸福光彩,她们完全沉浸在这一时刻中,在这个夜晚尽情狂欢。她们似乎一点都不担心自己年龄有多大了。她们似乎只在乎自己是多么富有生机和活力。

对我而言,这是衰老的一大礼物:让你能够活在当下、充满自信,并坦然地展现真我。

最重要的是，并非只有年轻人才能享受生活，这和女性每天收到的那些信息截然相反。享受生活和是否年轻无关。女性无须倚重年轻外表，欢乐、友谊、人脉和生活中所有最棒的东西，并非只在年轻时才能拥有。

所以，如果你想健康变老，想一想什么事最能让你充满活力，想一想什么事让你内心充满爱和期待、让你惊叹、让你欢欣，然后试着去做更多这样的事。照顾好自己，尽情享受我们的人生，享受家人和朋友的陪伴，并期待未来的各种可能，还有生活将给我们带来的惊喜。

最重要的是，并非只有年轻人才能享受生活，这和女性每天收到的那些信息截然相反。享受生活和是否年轻无关。女性无须倚重年轻外表，欢乐、友谊、人脉和生活中所有最棒的东西，并非只在年轻时才能拥有。

祝你中年生活快乐

当有人问你的年龄时，你会怎么回答？我知道，在我这个圈子里，还有别的许多年轻人称王称霸的行业中，女性都喜欢报小几岁，因为她们相信，如果她们把自己说得年轻一些，会让身边的人感觉更棒。我们的文化崇尚年轻，大家都希望自己能够永葆青春，没人能够摆脱这一压力。但我写这本书的原因之一是，我相信，如果我们能无所畏惧地、毫不犹豫地、不以为耻地诚实回答"你多大了"这个问题，我们会更快乐、感觉更棒，并且松一大口气。

因为我相信，年龄就是成功的一个标记。

难道我们不应该庆祝这数十年来我们所取得的成就吗？为什么要按照别人的要求假装这些成就不存在？难道这些岁月就没有任何意义吗？我认为并非如此。我认为正是这些岁月才铸就了今天的我们。我认为我们应该骄傲地接受这些岁月，全盘地接受。每当我和我所重视的亲朋好友一起庆祝生日时，我总会情不自禁地感到，我是多么幸福、我是多么幸运，过去的那一年，对我来说是多么棒的礼物。这就是我庆祝生日的原因。因为我已经活了足够长的时间，得到了该得到的教训，建立了不少人脉，并不断发现了新的自我。

长寿是我们都应该庆祝的一份礼物。你所走过的岁月越长，你所得到的机会也越多，包括接受各种挑战的机会、探索各种可能性的机会、创造自己人生故事的机会。一切时间，那些和他人建构有意义的人际关系的时间，深深爱着别人的时间，被别人深深伤害的时间，成为别人（儿女、侄女、孙女、姐妹和年轻朋友）的行为榜样的时间，都是那么宝贵。

因此，我想在此提议，让我们以一种新的方式来看待年龄的增长。我想大胆提议，我们把那些岁月重新捡起来，不再遮遮掩掩，不再为此难过，不再随意删除它们。

让我们别再畏惧中年，别再害怕40岁、50岁或某个让你不安的年龄，让我们想想，如何欢庆中年的到来、如何好好度过这段年华；让我们将那些中年危机推开，然后为我们自己举办一个派对。中年庆典是属于我们个人的假日，是为了庆祝我们一路走过的旅程，还有等着我们去发现的未知航程。

因为迎接健康老年的最好方式，就是过充实的生活。你完全可以把你的精力投入到爱中，而不是浪费在杞人忧天上。你可以爱这个世界，爱你身边的人，爱那个将和你一起度过未来岁月的人。

那个人就是你自己。

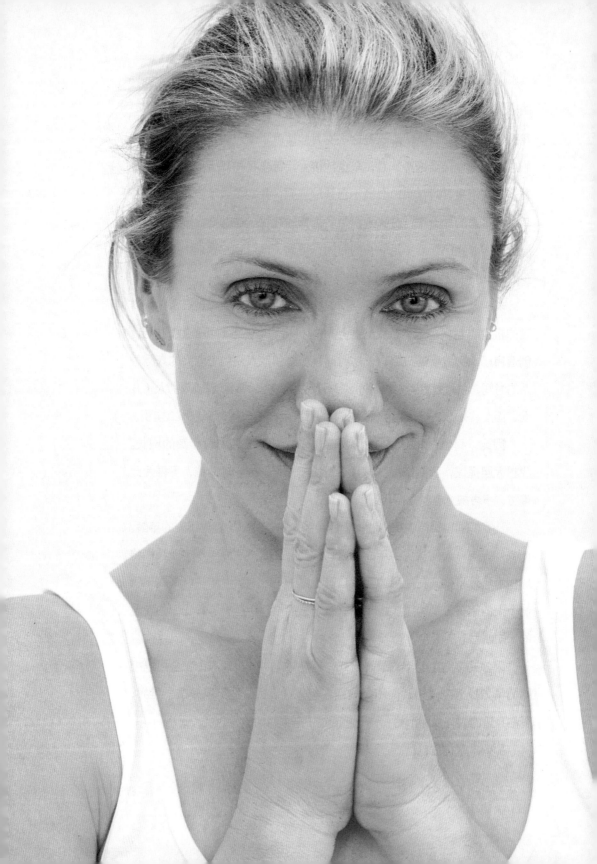

结　语

在写作本书的最后几天，为了多给自己一些空间思考，思考这一切意味着什么、这些年来我们所了解的衰老是怎样一个过程、衰老又将如何影响我们，以及我们该如何驾驭未来的生活，我们离开了城市。我们各自开一辆车，循着不同的路线驱车，从洛杉矶出发一路向北，最后到达了同一个地方。到达目的地后，我们坐在电脑和一堆零食前，望着窗外的水面，外面的景色美丽宁静，正是一个适合沉思冥想的完美地点。然后，桑德拉抬起头来看着我，她突然问我："我们一路是怎么走来的？"

我完全明白她的意思，因为在合写了两本书后，我们已经很熟悉了，交谈时用词很简略。她指的并不是横穿这片土地的熙熙攘攘的405高速公路，也不是在太平洋和圣塔莫尼卡群山之间蜿蜒的1号高速。尽管在加州，人们往往张口就聊高速公路。她指的是我们的人生之旅——那段漫漫长路、我们的整个行程，那才是我们真正的旅程。我一路是怎么走来的？我是怎样从一个长滩小女孩长大，变成一个满世界跑的职业女性，又出人意料地从一名演员成了一个写书的家伙，写起了一本关于衰老的书？桑德拉又是如何走到这一步的呢？她是如何从一个在3000千米开外的布鲁克林长大、捧着一堆小说过周末的孩子，变成一个创作出一部部畅销作品的成年女性？

如果你在我们 15 岁时来到我们面前，把我们的人生故事告诉我们，我们不会相信你。因为谁都无法知道，前方的生活将把你带向哪儿。但在某一个时间点，你会找到一个回顾过去的机会。你会看到一条清晰的路线：你一路走来的轨迹、未来你想往哪个方向前行，还有此刻你究竟身在何方。

多年以来，心理学家们一直在思考：我们走向衰老的历程，在某种程度上，也是探寻我们毕生经历的更大意义的过程。埃里克·埃里克森博士（Dr. Eric Erikson）是一位著名的发展心理学家，他相信，在人的晚年，人的天性会让我们和自己的人生休战并握手言和。等我们到达更加成熟的年龄时，我们将有能力从更远处回顾我们的人生，并开始将所有的碎片整合在一起，试着理解人生之旅的意义。这不是一个危机，而是一种纪念过往的仪典。

自己下定义

当我在好莱坞开始我的职业生涯时，我还是一个非常年轻的女孩。20 多年前，当我参演的首部影片《变相怪杰》发布时，我还天真得很。我当时是个新人，以前从没演过电影。我常常不知道该如何拿捏分寸，更加不知该如何过情绪关和心理关。因此，影评出来后，我特意看了那些评论。许多是赞美性的，人们赞扬了我和我的演技，我想，好啊，太棒了，他们的评论让我感觉好极了。对我来说，那是一个让人害怕的辽阔天地，而那些人是如此友善、如此接纳我。于是我继续看那些评论，然后看到了一些不那么恭维我的评论。不瞒你说，那些评论让我感觉糟透了。

于是我向后退了一步，开始考虑我该相信什么。我知道我不能只相信一面之词。如果我相信那些赞美我的评论，那我也得同时接受那些负面评论——那些让我觉得自己就像垃圾的评论。

然后我意识到，我还不如把它们都放在一旁。如果我依赖别人的观点来定义自己，那我没法继续在这一行干下去了。我得让我的工作经验而不是别人的工作经验来说话，让它们来定义我。我竭尽全力了吗？我取得了自己希望取得的成功吗？我实现了自己定下的目标吗？还是我能表现得更好一些、还可以再努力一些？我是不是没有尽我的全力？这样的一些标准，才能判断我是否取得了成功。

那时我得到的一大宝贵经验教训就是：一心只想寻求别人的认可，会把我置于一种非常危险的境地。这就是为何在我迈入 40 岁后，当那些记者攻击我容颜不再时，我已经做好充足准备的原因。我不再是当初那个天真无知的小女孩了，我已成为一个知性的女人，我清楚自己才是自己唯一重要的评论人，我清楚，为我的人生创造意义，才是我该做的事。

正如你的工作，也该为你的人生创造意义。

给自己一个机会

那些健康、强大的人生的基石，同样也是美好、难忘的人生的基石。营养意味着和亲朋好友们一起欢享美食。健身意味着在户外活动、发现自己的新本领、结识新朋友、找到新的生财之道。休息意味着忘记忧虑和烦恼，为新的一天做好体力储备和脑力储备。减压意味着关怀你自己的精神世界，聆听内心深处的声音。社交意味着交往、欢笑、分享、爱和学习。

未来将会怎样？我们无从了解。没人能够预见未来将发生的事。我们知道，我们一定会遇到艰难时期，一定会遇到各种挑战。我们知道，我们需要强大的适应能力和坚定的决心。至于其他的，不过是我们自己的猜测和美好愿望，比如我们一定都希望，能在爱与力量的陪伴之下，度过美好的一生。

　　我们的人生中充满了各种起伏和转折、高潮和低谷、失败和拓展、失足跌倒和重新开始。随着时间的流逝，个人努力和幸运女神携手，将我们送到了以前从未想到过的地方。一些人生转折，有可能会比我们想象中的更加精彩、更加回报丰厚；而另一些转折可能会给我们带来巨大的挑战并且完全无法预见，简直让我们匪夷所思。尽管充满了这么多不确定性，我们总能有一个依赖。那就是，当挑战向我们袭来时，如果我们越强大，我们战胜各种困难的可能性就越大。

　　所以让我们一起携手展望未来，一起迎接未来那些美好的时光、艰难的时刻，还有那一个个出人意外的小插曲。我们无法预知未来，但我们可以邀请它，准备好迎接它。与此同时，我们可以给自己一个机会，让自己更长寿、更健康。

后　记

当佩吉·弗雷德伯格(Peggy Freydburg)写回忆录《在暮年成长》(*Growing Up in Old Age*) 时，她已经 80 岁了。她开始写诗时，已经 90 岁了。在之后的 16 年中，佩吉写了 11 本诗集，并和朋友们分享她的那些诗歌。当佩吉 106 岁时，她的朋友们认为，应该让世界上的其他人也读读她的诗歌，于是他们挑选了 31 首诗，编成了诗选《来自池塘的诗歌》(*Poems from the Pond*)，《细胞的合唱》(*Chorus of Cells*) 就是其中的一首。

一天下午，我们在沙漠中大声朗读了《细胞的合唱》。我们四周一无所有，只有一片蓝天和滚滚黄沙。我们都深深陶醉在佩吉诗歌的魔力之中，并陷入了静默。

佩吉在 107 岁时去世了，我们谨以这篇后记向她致敬，并向所有认同以下观点的人致敬：创造力无关年龄，发现自己的旅程，永远没有太晚的开始。

细胞的合唱

每天早上，尽管我已经很老很老（也许正是因为如此），

我喜欢自己铺床。

事实上，这个每天的起床仪式

并非无可奈何，

它是我做过的最重要的事。

我抚平凌乱床单裹挟着的残梦，

我拍打凹陷的枕头，凹陷是遗忘的标志，

我抚去床单正中央那一个人形伸展的睡痕，

我战胜了又一个夜晚。

现在白天可以开幕了。

所有这些我想做的事，

始于用自己信奉原初的双手整理床铺。

所有这些我需要做的事，

受到我奢侈的呼吸所发出的

沉默信息的指引。

每天晚上

我喜欢再次铺开被褥，

然后上床，

感受夜梦那幽暗睿智的诗意，

害怕着种种不可能的无限延伸，

却臣服于那些它了然于心而我浑然不知的真相，

尽管它那五光十色的残酷故事，

或者那些神话背后的音乐，

更像是别人的经历，

与我无关。

我知道我情不自禁地

想在每天清晨整理我的床铺，

并且在每天晚上铺开被褥，

就像我情不自禁地

想要迈开步伐向前走。

我已很老并且正因如此，

所有那些我不得不做的事情，

一天天，

一夜夜，

受着那些我不断呼吸发出的

沉默信息的指引，

带来的消息是我还活着。

致　谢

写书是一件劳师动众的事。因此我想感谢在这一历程中聚集在我身旁，给我智慧、指点和爱的众人。

朱莉·威尔（Julie Will）：

你的热忱奉献，你对本书内容的宝贵贡献，还有你为了打造这本书、力争让它尽善尽美而付出的大量时光，让我对你感激不尽。你不仅仅是一个编辑，你也是我的拍档、一个巨星！

杰西·卢茨（Jesse Lutz）：

如果没有你，列车会脱轨、船只会触礁。你敏锐的故事感，还有你对文字的热爱，帮助我们坚持到了最后……你是一位真正的领航员，如果没有你，我会迷失方向。我爱你，亲爱的朋友。

我的丈夫：

在遇到你之前，我从来不知道什么是爱。我真不知道那些岁月——那些我无法拥有你的爱、你的友谊、你聪明的头脑、你的天才幽默感还有你那颗充满大爱的美好心灵的日子，我是怎么生活的。你是我的良师益友、我的人生伴侣，谢谢你。你的勇气和奉献精神每天都在鼓舞着我。感谢你对我写这本书、对我整个人生的支持和鼓励。我会爱你直到永远。

我的妈妈：

我是一个总爱黏着妈妈的小女孩，我很高兴我是这样的。你的爱给了我超强的动力。我的一切勇气都源于你。我爱你，我的妈妈。

我的姐姐：

你是我最初的也是最好的朋友。你教会我如何做你的妹妹和朋友，在我们今后的人生中，我们永远是好姐妹、好朋友……我爱你，我的姐姐！

布拉德·卡法雷利（Brad Cafarelli）：

如果没有你和你的开怀大笑，我永远没法完成这本书。你的才智、你的智慧和专业知识，对我们一起完成的一切至关重要，但它们和你的爱和友谊相比，简直不堪一提。

里克·约恩（Rick Yorn）：

感谢你做了我 21 年的搭档。你的指点总是我最需要的。我迫不及待地期待在未来和你一起合作……超级爱你。

桑德拉·巴克（Sandra Bark）：

你做到了！你征服了这个话题，把它像野兽一样踩在了脚下……你把它打散、分解，并且辨认出了它的各个部分。你找到了它的脊骨和心脏，还有它所有会动的部分，然后你把它重新组装在一起。你是个天才。你敏锐的思维至今仍然让我惊讶不已。我喜欢我们的合作，并对此感恩于心……我从你这儿学会了很多东西，亲爱的朋友。

衷心感谢所有慷慨地贡献了他们宝贵时间的专家学者。

在这一旅程中，桑德拉和我学到了那么多的知识。这些知识都是通过和专家交谈、向学者提问、阅读书籍和文章然后再提更多问题，而逐步积累。所有满足了我们的好奇心并且引导我们发现更多问题的人们，谢谢你们！我们试着在此处列出他们所有人的姓名：

美国国立卫生研究院就像我们自己的大学一样。凯文·摩德贾拉德博士向我们介绍了不少关于细胞和衰老的知识，还邀请我们拜访美国国立卫生研究院。在那儿，我们认识了弗朗西斯·柯林斯博士，国立卫生研究院院长；贾妮·克莱顿博士，卫生研究院妇女健康研究室主任；理查德·J. 赫德思博士，卫生研究院老龄问题研究室主任；费利佩·塞拉博士，衰老生物学研究室主任；路易吉·费鲁奇博士，巴尔的摩衰老问题纵向研究室主任；还有苏珊·雷斯尼克博士、约翰·马斯科拉博士、约翰·加林博士、陈空博士、雷顿·尚博士、黛安·达米亚诺博士、安德鲁·辛格尔顿博士，并和他们详谈。这一切都得感谢约翰·伯克罗和雷纳特·迈尔斯的支持。

在朱迪斯·坎皮西博士的邀请下，我们在巴克研究所开拓了思维和想象力，并在克丽丝·雷比洛的支持下，从巴克研究所的所长布莱恩·肯尼迪博士、朱莉·安德森博士、西蒙·梅洛夫博士、帕特里夏·斯皮尔曼博士、戈登·利斯戈博士、亨利·贾斯珀博士、潘卡伊·卡帕西博士等人那儿，了解了衰老研究的一些最新进展。

在加州大学旧金山分校，艾莉莎·埃佩尔博士给我们介绍了压力和细胞衰老的关系。在加州大学洛杉矶分校，埃里克·埃里克森博士、章林博士、南希·杰夫硕士，都和我们详谈了健康和衰老的话题。盖尔·格林戴尔博士坐下来和我们介绍了他对绝经过渡期的研究。戴尔·布里德森博士和我们分享了他对阿尔茨海默病的研究。还有爱丽思·坎特——加州大学洛杉矶分校妇女健康研究中心的教职员工，他们盛情邀请我们去听讲座、吃午餐。

一路上有来自那多研究机构的那么多专家指引着我们。文森特·马凯西博士警告了我们氧气的威胁，并让我们对蛋白质有了更多了解；南加州大学的迦勒·芬奇博士给我们带来了信息和鼓舞；我们还和生育专家戴安娜·查维金博士探讨了一番生殖系统，和神经学家深南·韦斯博士交流了人类大脑，和赛斯·乌列茨基博士畅谈了健康变老和我们心脏的关系，和山姆·克莱因博士——华盛顿大学人类营养中心主任，交流了有关营养和衰老的问题。

感谢所有为这本书贡献出精力、时间和知识的人们：

感谢哈珀·韦弗出版公司所有让这本书得以问世的工作人员，包括凯伦·里纳尔迪、布莱恩·佩兰、莱斯利·科恩、莉迪亚·韦弗、利亚·卡尔森·斯坦尼斯克和凯特·莱昂斯。

让我再次感谢保罗·坎珀和哈里特·拉塞尔，感谢他们分别为我们带来了如此华美的设计和如此漂亮的插图。感谢杰夫·杜纳斯那些精彩生动的故事。我迫不及待地等着你的下一个故事。

掌声献给卡洛塔·邓肯博士，她为本书的每一阶段付出了艰苦的劳动。感谢你对这个主题的热情、对这个项目的支持，以及对细节坚持不懈的关注！我要给乔安娜·帕森三声欢呼，感谢她准确无误的誊写，为此她听了很长时间的录音。

我们非常感谢劳拉·大卫允许我们分享本书结尾处的那首美妙诗歌。

最后，让我在此大声感谢所有的妈妈们、阿姨们、闺密们、姐妹们、侄女们。你们是一切强大纽带得以建立的基石。如果我的人生中没有这些女性，我不知道我将变成什么样。我期待着我们即将开启的崭新旅程。

注　释

1. 预期寿命更长：马克斯·罗斯，《预期寿命》，OurWorldInData.org（2015），http://ourworldindata.org/data/population-growth-vital-statistics/life-expectancy/，2015 年 12 月 3 日访问。

2. 成熟到能繁衍后代：罗杰·B. 麦克唐纳德，《衰老生物学》（纽约：加兰科学，2013）。

3. 含铅：《为美受罪古已有之》，NBC 新闻，http://www.nbcnews.com/id/22546056/ns/health/t/suffering-beauty-has-ancient-roots，2015 年 11 月 18 日。

4. 尿液中的氨：莫希·库马尔，《从火药到牙齿增白剂：尿液各种历史用途背后的科学》，Smithsonian.com（2013 年 8 月），http://www.smithsonianmag.com/science-nature/from-gunpowder-to-teeth-whitener-the-science-behind-historic-uses-of-urine-442390，2015 年 12 月 3 日访问。

5. 最后来到了佛罗里达：http://www.fountainofyouthflorida.com/，2015 年 11 月 18 日访问。

6. 在脸侧打开几个切口：《关于脸蛋》，《纽约》杂志，http://nymag.com/news/features/48948/index2.html，2015 年 11 月 18 日访问。

7. 第一本教材：保罗·霍华德，医学博士，《面部拉皮手术的历史》，http://thehowardlift.com/facelifthistory.html，2015 年 11 月 18 日访问。

8. 肉毒杆菌：NBC 新闻，http://www.nbcnews.com/id/21369061/ns/health-skin_and_beauty/t/frozen-time-botox-over-years，2015 年 11 月 18 日访问。

9. 蜂毒和胎盘面膜：玛德琳·瓦恩，《七种匪夷所思的抗衰老美容法》，http://www.everydayhealth.com/skin-and-beauty-pictures/bizarre-anti-aging-beauty-treatments.aspx#01，2015 年 11 月 18 日访问。

10. 她将坚持 40 年不展笑颜：凯特·苏利文，《女子声称为了防止皱纹，40 年来从未笑过》，

《倾城》杂志，http://www.allure.com/beauty-trends/blogs/daily-beauty-reporter/2015/02/woman-wont-smile-beauty.html，2015 年 11 月 18 日访问。

11. 每年用于化妆的支出高达 300 亿：德代·斯图尔特，《美国人花数十亿购买美容产品，然而他们并不高兴》，http://jezebel.com/5931654/americans-spend-billions-on-beauty-products-and-are-still-pretty-unhappy/，2015 年 11 月 18 日访问。

12. 发烧往往就会导致儿童死亡：美国儿科学会，《抗生素的历史》，https://www.healthychildren.org/English/health-issues/conditions/treatments/Pages/The-History-of-Antibiotics.aspx，2015 年 12 月 3 日访问。

13. 危及生命的感染：澳大利亚广播电台，《抗生素：1928—2000》，http://www.abc.net.au/science/slab/antibiotics/history.htm，2015 年 12 月 3 日访问。

14. 几千年来，天花……：http://www.academia.edu/4573449/History_of_Smallpox_%C4%80bele_in_Persia，http://www.ncbi.nlm.nih.gov/pmc/articles/PMC1200696/。

15. 天花病毒导致了……：http://www.ncbi.nlm.nih.gov/pmc/articles/PMC 1200696/，2014 年 12 月 16 日访问。

16. 每年有 40 万人：http://www.historytoday.com/elizabeth-fenn/great-smallpox-epidemic，2015 年 1 月 21 日访问。无药可救：http://www.ncbi.nlm.nih.gov/pmc/articles/PMC1200696/。

17. 天花接种：http://www.historyofvaccines.org/content/timelines/smallpox，2014 年 12 月 16 日访问。

18. 产褥热：《大英百科全书》，"产褥热"，http://www.britannica.com/EBchecked/topic/534198/Ignaz-Philipp-Semmelweis，2015 年 12 月 3 日访问。

19. 产妇和婴儿的死亡率：伊姆雷·佐尔坦，医学博士，塞梅尔魏斯·伊格纳兹·菲利普，《大英百科全书》，http://www.britannica.com/EBchecked/topic/534198/Ignaz-Philipp-Semmelweis，2015 年 12 月 3 日访问。

20. 儿童、年轻人和女性：《全球健康与全球老龄化》，美国国家老年研究所，https://www.nia.nih.gov/research/publication/global-health-and-aging/living-longer，2015 年 11 月 18 日访问。

21. 头号杀手：《心血管疾病》，世界卫生组织（2015 年 1 月），http://www.who.int/mediacentre/factsheets/fs317/en/，2015 年 12 月 3 日访问。

22. 人类的寿命是何时变长的：美国卫生与人力资源服务部，美国国立卫生统计中心，美国疾病控制和预防中心，美国国立卫生统计报告，http://www.dhhs.gov；www.cdc.gov。

23. 弗明汉心脏研究：《弗明汉心脏研究》，美国国家心肺和血液研究院 / 波士顿大学，https://www.framinghamheartstudy.org，2015 年 12 月 3 日访问。

24. 使医生们能尽早发现……：尼拉夫·J. 梅塔，伊贾兹·A. 卡恩《20 世纪心脏病学的十大发现》，《德克萨斯心脏研究所期刊》，29，No.3（2002）:164-171，http://www.ncbi.nlm.nih.gov/pmc/articles/PMC124754/。

25. 第一项将女性纳入研究对象的大型研究：同上。

26. 主要的治疗方针：罗杰·B. 麦克唐纳德，《衰老的生物学》(纽约：加兰科学，2013）。

27. 医生们增进了了解……：《大英百科全书》，"医学史"，http://www.britannica.com/EBchecked/topic/372460/history-of-medicine。

28. 到 20 世纪 60 年代时，心脏移植手术……：同上。

29. 第一颗人类心脏被成功移植：历史频道，http://www.history.com/this-day-in-history/first-human-heart-transplant.31。

30. 死亡率已经降至之前的一半：约翰·P. 邦克，《医疗护理对促进社区健康的作用》，《流行病学国际期刊》，30，No.6（2001）:1260-1263，http://ije.oxfordjournals.org/content/30/6/1260.long。

31. 预期寿命延长：同上。

32. 仍有将近 20% 的美国成年人至今还在吸烟:《目前美国成年人的吸烟状况》，美国疾病控制与预防中心，http://www.cdc.gov/tobacco/data_statistics/fact_sheets/adult_data/cig_smoking/，2015 年 11 月 22 日访问。

33. 将近 70% 的成年人肥胖或超重：《美国人肥胖状况一览》，http://stateofobesity.org/fastfacts，2015 年 11 月 22 日访问。

34. 只有不到 40% 的人，坚持每日食用推荐的 5 份水果或蔬菜：帕特里夏·M. 冈瑟等，《绝大多数美国人食用的蔬果远远少于推荐量》，《美国饮食营养与糖尿病学会会刊》，106，No.9（2006 年 9 月）：1371-1379，http://www.ncbi.nlm.nih.gov/pubmed/16963342。

35. 65 岁以上的老人现在超过了……:《国立卫生研究院全球健康与老龄化研究》，2011 年 10 月，国立卫生研究院，http://www.nia.nih.gov/sites/default/files/global_health_and_aging.pdf。

36. 66% 都是女性：《女性与陪护人员：事实与数据》，《家庭陪护人员联盟》，https://www.caregiver.org/women-and-caregiving-facts-and-figures，2015 年 11 月 22 日访问。

37. 年度总收入为 1480 亿～1880 亿美元：同上。

38. 护理人员很容易受到压力的负面影响：艾莉莎·S. 埃佩尔，《生活压力将导致染色体端粒加速缩短》，《美国国家科学院院刊》，101，No.49（2004 年 12 月 7 日）:17312–17315，http://www.pnas.org/content/101/49/17312.long. 更可能会提早退休：《女性与陪护人员：事实与数据》，《家庭陪护人员联盟》，https://www.caregiver.org/women-and-caregiving-facts-and-figures，2015 年 11 月 22 日访问。

39. 国家老龄问题研究所：《国家老龄问题研究所大事年表》，国家老龄问题研究所，http://www.nia.nih.gov/about/nia-timeline。

40. 阿尔茨海默病研究经费的主要来源：国家老龄问题研究所，https://www.nia.nih.gov/，2015 年 11 月 22 日访问。

41. 10 亿：国家老龄问题研究所，https://www.nia.nih.gov/about/budget/2015/fiscal-year-2016-budget，2015 年 11 月 22 日访问。

42. 2500 万美元：《巴克研究所获批 2500 万美元，建立新学科老龄学》，巴克老龄问题研究所（2007 年 9 月），http://www.buckinstitute.org/buck-news/buck-institute-awarded-25-million-establish-new-scientific-discipline-geroscience，2015 年 12 月 4 日访问。

43. 题为《老龄学》的合著论文：布莱恩·K. 肯尼迪等，《老龄学：链接衰老和慢性病》，《细胞》，159，No.4（2014 年 11 月 6 日）:709–713，http://www.sciencedirect.com/science/article/pii/S009286741401366X。

44. 赫拉斯（Geras）译意为：H.G. 利德尔，R. 斯科特，《牛津希腊语词典》（牛津：牛津大学出版部印刷所，1940），http://perseus.uchicago.edu/Reference/LSJ.html。

45. 衰老是最大的致病风险因素：肯尼迪，《老龄学》。

46. 巴克研究所老龄学学科交叉研究项目：同上。

47. 三类细胞层：《胚胎干细胞》，《每日科学》，http://www.sciencedaily.com/terms/embryonic_stem_cell.htm，2015 年 11 月 22 日访问。

48. 都存在干细胞：《成体干细胞是什么》，国立卫生研究院，http://stemcells.nih.gov/info/basics/pages/basics4.aspx，2015 年 11 月 22 日访问。

49. 有潜力转变成：同上。

50. 一些成体干细胞能被激活：《锻炼能激活肌肉中的干细胞》，《每日科学》（2012 年 2 月 6 日），http://www.sciencedaily.com/releases/2012/02/120206143944.htm。

51. 2012 年的诺贝尔奖：《2012 年诺贝尔生理学奖和医学奖》，诺贝尔媒体有限公司，2014。http://www.nobelprize.org/nobel_prizes/medicine/laureates/2012/，2015 年 11 月 22 日访问。

52. 可以从特定的个体身上采集：《成体干细胞是什么》，国立卫生研究院，http://stemcells.nih.gov/info/basics/pages/basics4.aspx，2015 年 11 月 22 日访问。

53. 纵向研究：《护理资源：研究类型》，威斯康辛大学麦迪逊分校－医学护理，http://researchguides.ebling.library.wisc.edu/c.php?g=293229&p=1953448.

54. 缺乏维生素 D：孔苏埃洛·H. 威尔金斯等，《缺乏维生素 D 会引起老年人情绪低落和认知表现不佳》，《美国老年精神病学期刊》（2006 年 12 月）:1032–1040，http://www.ncbi.nlm.nih.gov/pubmed/17138809。

55. 介入性研究：同上。

56. 任何强度的锻炼均有益：R. 路什科威等人，《体育锻炼与记忆功能：一项介入性研究》，《衰老神经生物学》（2011 年 7 月）:1304–1319，http://www.ncbi.nlm.nih.gov/pubmed/19716631。

57. 这些动物包括海绵……：麦克唐纳德，《衰老》。

58. 它们有许多基因与生物机制和人类有共同点：《衰老生物学》，国家老龄问题研究所，（2011 年 11 月），https://www.nia.nih.gov/health/publication/biology-aging/

59. 裸鼹鼠：同上。

60. 通过比较类似物种：《衰老生物学》，国家老龄问题研究所。

61. 2010 年美国出生的女婴：《按性别区分的出生时预期寿命》，亨利·J. 凯瑟家族基金会，http://kff.org/other/state-indicator/life-expectancy-by-gender/，2015 年 11 月 27 日访问。

62. 从全世界范围来看，女性的预期寿命……：《2014 年世界卫生统计》，世界卫生组织，http://www.who.int/mediacentre/news/releases/2014/world-health-statistics-2014/en/。

63. 女性相比男性接受了更多的医疗保健服务：克里·D. 波塔基斯等人，《保健服务中的性别差异》，《家庭医疗期刊》（2000 年 2 月）:147–152，http://www.ncbi.nlm.nih.gov/pubmed/10718692。

64. 近 70% 的美国人：达伦·麦克莱斯特，《研究显示 70% 的美国人服用处方药》，加拿大广播公司新闻，http://www.cbsnews.com/news/study-shows-70-percent-of-americans-take-prescription-drugs/，2015 年 11 月 27 日访问。

65. 女性比男性更经常看医生：《2006 年美国人健康趋势报告》，美国国立卫生统计中心，美国疾病防控中心（2006），http://www.cdc.gov/nchs/data/hus/hus06.pdf。

66. 女性相对男性来说，做出了更多有利于健康的选择：《火星与金星：健康的性别差异》，《哈佛健康刊物》，http://www.health.harvard.edu/newsletter_article/mars-vs-venus-the-gender-

gap-in-health，2015 年 12 月 5 日访问。

67. 意外伤害是造成男性死亡的第三大原因：《2013 年美国男性的主要死因》，美国疾病防控中心，http://www.cdc.gov/men/lcod/2013/index.htm，2015 年 11 月 27 日访问。

68. 女性死亡的第六大原因：《2013 年美国女性的主要死因》，美国疾病防控中心，http://www.cdc.gov/Women/lcod/2013/index.htm，2015 年 11 月 27 日访问。

69. 黑猩猩：《黑猩猩能活多久？》，西北黑猩猩保护区，http://www.chimpsanctuarynw.org/blog/2013/03/how-long-do-chimpanzees-live/。

70. 胆固醇斑块会密布在……：《A 到 Z 指南：性别对健康的影响》，国立卫生研究院妇女健康研究室（ORWH），http://orwh.od.nih.gov/resources/sexgenderhealth/index.asp#c，2015 年 11 月 27 日访问。

71. 最长寿命：麦克唐纳德，《衰老生物学》。

72. 珍妮·卡门特：乔纳森·席福顿，《概述：寿命与衰老的科学》（伊利诺伊州芝加哥：芝加哥大学出版社，2013）。

73. 美国每年死于心血管疾病的人中，女性远远超过男性：《性染色体》，约翰·金博尔，《金博尔的生物学专栏》，http://users.rcn.com/jkimball.ma.ultranet/BiologyPages/S/SexChromosomes.html，2015 年 12 月 1 日访问。

74. 除颤器……主要针对男性做过医学测试：莱斯利·曼恩，《研究表明女性更易得植入式心脏除颤器并发症》（2013 年 1 月），http://articles.chicagotribune.com/2013-01-09/health/ct-x-0109-women-defibrillators-20130109_1_defibrillators-heart-disease-sudden-cardiac-death。

75. 相对于男性，女性更常出现抑郁症……：《女性的常见心理健康问题》，dualdiagnosis.org，http://www.dualdiagnosis.org/mental-health-and-addiction/common-issues-women/；《创伤后应激障碍（PTSD）》，美国焦虑症与抑郁症协会（ADAA），http://www.adaa.org/understanding-anxiety/posttraumatic-stress-disorder-ptsd;《女性》，美国焦虑症与抑郁症协会，http://www.adaa.org/living-with-anxiety/women。

76. 患有抑郁症的中年妇女罹患中风的概率：《沮丧会让女性中风的风险上升》，红色礼服运动，美国心脏协会，https://www.goredforwomen.org/about-heart-disease/heart_disease_research-subcategory/depression-increases-risk-of-stroke-in-women/，2015 年 12 月 1 日访问。

77. 46 条染色体：《性染色体》，约翰·W. 金博尔，《金博尔生物学专栏》，http://users.rcn.

com/jkimball.ma.ultranet/BiologyPages/S/SexChromosomes.html，2015 年 12 月 1 日访问。

78. 精子所携带的性染色体："性染色体"，《大英百科全书》，http://www.britannica.com/
EBchecked/topic/536952/sex-chromosome，2015 年 11 月 27 日访问。

79. 如果你是女的，……精子携带的是 X 染色体："性染色体"，《大英百科全书》，http://
www.britannica.com/EBchecked/topic/536952/sex-chromosome，2015 年 11 月 27 日访问。

80. 如果一条 X 染色体的基因存在缺陷：大卫·罗伯森，《为何女性比男性的寿命更长？》，
英国广播公司新闻（2015 年 10 月），http://www.bbc.com/future/story/20151001-why-
women-live-longer-than-men。

81. 患有色盲：《一些研究深化了对 X 染色体的理解》，美国国家人类基因组研究所，
https://www.genome.gov/13514331，2015 年 11 月 27 日访问。

82. "癔症"这个词实际上来源于……：《癔症》，《牛津词典》，http://www.oxforddictio-
naries.com/us/definition/american_english/hysteria，2015 年 11 月 27 日访问。

83. 医生会建议……：雷切尔·P. 麦恩斯，《性高潮的技术："歇斯底里"，振动按摩器和女
性的性满足》（马里兰州巴尔的摩：约翰霍普金斯大学出版社，1999）。

84. 刺激女性使其达到高潮：同上。

85. 近 3/4 的女性：同上。

86. 不再将"歇斯底里神经官能症"作为一种正式疾病的名称：塞西莉亚·塔斯卡，《女性》，
《心理健康史上的歇斯底里》，《心理健康的临床实践与流行病学》（2012 年 10 月）：110 —
119，http://www.ncbi.nlm.nih.gov/pmc/articles/PMC3480686/。

87. 比基尼医学：《女性健康：并非止于"比基尼医学"》，美国公共广播电台，http://www.
npr.org/2013/03/25/175267713/womens-health-more-than-bikini-medicine，2015 年 11 月
27 日访问。

88. 30% 的妇产科专家都是女性：卡罗尔·S. 维斯曼，《女性健康的定义：对健康保健和医
疗政策的启示》，《妇幼健康杂志》，1，No.3（1997 年 9 月）：179-189，http://link.springer.
com/article/10.1023/A%3A1026225513674。

89. 玛格丽特·桑格在布鲁克林开了第一家避孕诊所：《妇女健康问题》，《加州大学旧金山分
校妇女健康》（2001 年冬季刊），http://www.whrc.ucsf.edu/whrc/healthed/nwlswinter2001.pdf。

90. 在美国食品药品监督管理局的敦促下：《美国食品药品监督管理局药物安全通讯：服用
安眠药损害次日早晨健康的风险》，《美国食品药品监督管理局要求降低含唑吡坦类药物的
推荐剂量》，美国食品药品监督管理局，http://www.fda.gov/Drugs/DrugSafety/ucm334033.

htm，2015 年 11 月 27 日访问。

91. 美国国立卫生研究院（NIH）规定……：贾妮·A. 克莱顿、弗朗西斯·S. 柯林斯，《方针：美国国立卫生研究院呼吁平衡细胞研究和动物实验中的性别因素》，《自然》，509（2014年 5 月）:282-283，http://www.nature.com/news/policy-nih-to-balance-sex-in-cell-and-animal-studies-1.15195。

92. 药物作用于男性和女性身体的效果是不相同的：《第 3 章：酒精、毒品和烟草对女性产生的生理影响》，《物质滥用治疗：解决女性的特殊需要》（马里兰州罗克维尔市：物质滥用和精神健康服务管理局，美国：2009），http://www.ncbi.nlm.nih.gov/books/NBK83244/。

93. 女性肝脏和男性肝脏代谢药物：希瑟·P. 惠特利、韦斯利·林德赛，《药物活性的性别差异》，《美国家庭医生》，1，No.11（2009 年 12 月）:1254-1258，http://www.aafp.org/afp/2009/1201/p1254.html。

94. 身体构造：同上。

95. 雌激素：同上。

96. 敏感度比男性高出 30%：同上。

97. 男性和女性对……类鸦片药物的反应不尽相同：《A 到 Z 指南》，美国国立卫生研究院，妇女健康研究办公室。

98. 女性死亡人数逐年增加：诺拉·沃尔考，《处方类止痛药正在威胁更多女性的生命》，美国国家药物滥用研究所（NIDA），https://www.drugabuse.gov/about-nida/noras-blog/2013/07/prescription-painkillers-are-claiming-more-womens-lives，2015 年 11 月 27日访问。

99. 处于 45～54 岁的女性群体：《简报：女性过量服用处方类止痛药引起死亡的情况大幅上升》（2013 年 7 月），http://www.cdc.gov/media/releases/2013/t0702-drug-overdose.html，2015 年 11 月 27 日访问。

100. 往往也没有考虑性别因素：马格利特·德尔·朱迪切，《将女性纳入科研对象为何至关重要》，《国家地理》（2014 年 11 月），http://news.national-geographic.com/news/2014/11/141107-gender-studies-women-scientific-research-feminist/，2015 年 11 月27 日访问。

101. 妊娠也是医学实验的一大顾虑：乔安妮·卡瓦纳·辛普森，《妊娠中断》，《约翰·霍普金斯期刊》，http://pages.jh.edu/-jhumag/0901web/pregnant.html，2015 年 11 月 27 日访问。

102. 一半剂量的流感病毒：《A 到 Z 指南》，国立卫生研究院，妇女健康研究办公室。

103. 3000 万 35～50 岁的女性：林赛·M. 豪登、朱莉·A. 梅耶，《年龄和性别的贡献：2010》，美国人口调查局，（2011 年 5 月），http://www.census.gov/prod/cen2010/briefs/c2010br-03.pdf。

104. 长寿和我们从父母那儿遗传来的基因密切相关：尼尔·巴兹莱，《长寿基因计划》，阿尔伯特爱因斯坦医学院，https://www.einstein.yu.edu/centers/aging/longevity-genes-project/，2015 年 11 月 27 日访问。

105. 我们做出的选择，我们所处的环境：《瑞典研究发现，生活方式比遗传因素更影响寿命》，《每日科学》（2011 年 2 月），http://www.sciencedaily.com/releases/2011/02/110207112539.htm。

106. 你的基因群：《基因型》，《国内基因学参考书目》，美国国家医学图书馆，http://ghr.nlm.nih.gov/glossary=genotype，2015 年 12 月 6 日访问。

107. 虐待、忽略或动荡：亚历山大·克罗斯韦尔等人，《乳腺癌幸存患者的童年不幸生活和炎症发作情况》，《心身医学》，76，No.3（2014 年 4 月）:208-214，http://www.ncbi.nlm.nih.gov/pmc/articles/PMC4357419/。

108. 影响你基因表现的方式:爱丽丝·G. 沃尔顿，《健康和生活方式如何影响你的基因组成》，《大西洋月刊》（2011 年 11 月），http://www.theatlantic.com/health/archive/2011/11/how-health-and-lifestyle-choices-can-change-your-genetic-make-up/247808/。

109. 根据你的经历自动开启或者关闭:《表观基因组：从经验中学习》，犹他大学健康科学中心，http://learn.genetics.utah.edu/content/epigenetics/epi_learns/，2015 年 12 月 6 日访问。

110. 遗传给下一代:《表观遗传学与遗传特征》，犹他大学健康科学中心，http://learn.genetics.utah.edu/content/epigenetics/inheritance/，2015 年 12 月 6 日访问。

111. 表观遗传学:《表观遗传学》，犹他大学健康科学中心，http://learn.genetics.utah.edu/content/epigenetics/，2015 年 12 月 6 日访问。

112. 表现型:《表现型》，《科学之桌》，《自然教育》，http://www.nature.com/scitable/definition/phenotype-phenotypes-35，2015 年 12 月 6 日访问。

113. 难分彼此的双胞胎：同上。

114. 老化就开始了：麦克唐纳德，《衰老生物学》。

115. 吸入的氧气都比之前少了一些：《衰老生物学》，国家老龄问题研究所。

116. 认知能力开始走下坡路：爱丽丝·帕克，《大脑运转从 24 岁起开始变慢》，《时代》杂志（2014 年 4 月），http://time.com/63500/brain-aging-at-24/，2015 年 11 月 27 日访问。

117. 肌肉重量：《伴随衰老出现的肌肉衰减症》，网络医生网站，http://www.webmd.com/ healthy-aging/sarcopenia-with-aging，2015 年 12 月 6 日访问。

118. 过滤血液的效率降低：理查德·W. 贝斯迪纳，《伴随衰老出现的身体变化》，《默克手册》，http://www.merckmanuals.com/home/older-people-s-health-issues/the-aging-body/ changes-in-the-body-with-aging，2015 年 12 月 6 日访问。

119. 骨量达到峰值：《每个年龄段的健康骨骼》，美国骨科医师学会，http://orthoinfo.aaos. org/topic.cfm?topic=a00127，2015 年 12 月 6 日访问。

120. 眼睛中的晶状体会随着年龄增长而变厚：格雷琴·贝利，《老花眼》，http://www. allaboutvision.com/conditions/presbyopia.htm，2015 年 11 月 27 日访问。

121. 黑色素分泌减少：《日常生活中的奥秘：为什么头发会变灰白？》，美国国会图书馆，https://www.loc.gov/rr/scitech/mysteries/grayhair.html，2015 年 11 月 27 日访问。

122. 胶原质的分泌量减少：安吉莉卡·卡里罗·利尔，《为什么皮肤会老化？》，《达特茅斯大学生科学期刊》（2013 年 1 月），http://dujs.dartmouth.edu/news/why-does-your-skin-age#.VmS45cpG_2g，2015 年 12 月 6 日访问。

123. 你的肝脏再也不能……：安德里亚·彼得森，《40 岁后喝酒：为何宿醉更加难受了？》，《华尔街日报》，（2013 年 11 月），http://www.wsj.com/articles/SB10001424052702304439804 579205913000870266，2015 年 12 月 6 日访问。

124. 衰老："衰老"，Dictionary.com，http://dictionary.reference.com/browse/senescent，2015 年 12 月 6 日访问。

125. 衰老细胞：同上。

126. 你的肌肉、骨骼……会继续减少：贝斯·霍华德，《在你 50 岁以后会发生什么》，《美国退休人员杂志》（2012 年 10 月），http://www.aarp.org/health/healthy-living/info-09- 2012/what-to-expect-in-your-50s.2.html。

127. 在你 60 多岁时：霍华德，《在你 60 岁以后会发生什么》，美国退休人员协会，http:// www.aarp.org/health/healthy-living/info-09-2012/what-to-expect-in-your-60s.2.html。

128. 阿尔茨海默病：阿尔茨海默病协会，《2014 年阿尔茨海默病》，《阿尔茨海默病及痴呆症》，10，No.2（2014），Facts and Figures，http://www.alz.org/downloads/facts_figures_2014.pdf。

129. 在你 70 多岁时：贝斯·霍华德，《在你 70 岁以后会发生什么》，美国退休人员协会，http://www.aarp.org/health/healthy-living/info-09-2012/what-to-expect-in-your-70s- and-beyond.html。

130. 75 ~ 84 岁老人的头号杀手 : 同上。

131. 在你 80 多岁时 :《健康迈入 80 岁》,《美国消费者报告》(2014 年 5 月), http://www. consumerreports.org/cro/magazine/2014/06/healthy-aging-into-your-80s-and-beyond/ index.htm, 2015 年 12 月 6 日访问。

132. 最快乐的人群 : 明迪·格林斯坦、吉米·霍兰德《越活越轻松 : 品德, 性格优势与衰老》(纽约 : 牛津大学出版社, 2015), http://www.amazon.com/dp/0199360952/。

133. 压力感和焦虑感将开始下跌 : 弗兰克·纽波特、布雷特·佩勒姆,《80 岁不用愁 : 焦虑和压力会伴随衰老而减少》,《盖洛普民意调查》(2009 年 12 月), http://www.gallup. com/poll/124655/dont-worry-be-80-worry-stress-decline-age.aspx, 2015 年 12 月 6 日访问。

134. 这些能活到 100 岁甚至更久的老人 : 加藤香织等人,《积极的生活态度和情绪表现是百岁老人的人格表现型》,《衰老》(纽约州奥尔巴尼), 4, No.5(2012 年 5 月):359 — 367, http://www.ncbi.nlm.nih.gov/pmc/articles/PMC3384436/。

135. 更加注重饮食健康、身体锻炼 : 贝卡·R. 利维、林德赛·M. 梅耶斯,《受衰老自我认知影响的预防性健康行为》,《预防科学》, 39, No.3 (2004 年 9 月):625 — 629, http:// www.ncbi.nlm.nih.gov/pubmed/15313104。

136. 修女研究 : 黛博拉·D. 丹纳等人,《早年生活的积极情绪与长寿 : 修女研究的发现》,《人格与社会心理学期刊》, 80, No.5 (2001 年 5 月):804-813, https://www.apa.org/pubs/ journals/releases/psp805804.pdf。

137. 多活 7.5 年左右 : 贝卡·利维等人,《对衰老的积极自我认知能延年益寿》,《人格与社会心理学期刊》, 83, No.2 (2002 年 8 月):261-270, http://www.ncbi.nlm.nih.gov/ pubmed/12150226。

138. 以平常心看待衰老的人 :《巴尔的摩关于衰老的纵向研究》, 国家老龄问题研究所, https://www.blsa.nih.gov/。

139. 你的 DNA : 加藤,《衰老》。

140. 积极心态和身体锻炼能给我们带来的益处 : 贝卡·R. 利维,《心理问题 : 关于衰老的刻板印象的自我认知和生理效应》,《老年病学期刊》, B 辑 58, No.4:203-211, http:// psychsocgerontology.oxfordjournals.org/content/58/4/P203.full。

141. 忘记涂防晒霜 :《是什么让你的皮肤变老? 》, 美国皮肤病学学会, https://www.aad. org/dermatology-a-to-z/health-and-beauty/every-stage-of-life/adult-skin/what-causes- aging-skin, 2015 年 11 月 28 日访问。

142. 皮肤的光老化：《皱纹》，梅约诊所，http://www.mayoclinic.org/diseases-conditions/wrinkles/basics/causes/con-20029887，2015 年 11 月 28 日访问。

143. 暴露在紫外线下：《老年斑／肝斑》，梅约诊所，http://www.mayoclinic.org/diseases-conditions/age-spots/basics/definition/con-20030473，2015 年 11 月 28 日访问。

144. 制造能量：《细胞是什么？》，遗传学国内参考书目，美国国家医学图书馆，http://ghr.nlm.nih.gov/handbook/basics/cell，2015 年 12 月 6 日访问。

145. 细胞器：同上。

146. 细胞的动力工厂：同上。

147. 你生命所需的大部分能量：《线粒体——细胞的动力工厂》，怀卡托大学教育系，新西，http://sciencelearn.org.nz/Contexts/Digestion-Chemistry/Looking-Closer/Mitochondria-cell-powerhouses，2015 年 11 月 28 日访问。

148. 自由基：同上。

149. 细胞膜：亚历桑德拉·维拉-福特，《细胞》，《默克手册》，http://www.merckmanuals.com/home/fundamentals/the_human_body/cells.html，2015 年 11 月 28 日访问。

150. 溶酶体：同上。

151. 折叠错误的蛋白质：美国西北大学，《错误折叠的蛋白质：衰老是根本问题》，《每日科学》（2009 年 8 月），http://www.sciencedaily.com/releases/2009/08/090824151251.htm，2015 年 12 月 6 日访问。

152. 没有正确分裂的细胞：麦克唐纳德，《衰老生物学》。

153. 抗氧化剂……可能对人体有害：同上。

154. 细胞中的线粒体，将消耗你所吸入的 95% 的氧气：罗兰·N. 皮特曼，《组织氧合的调节》（加利福尼亚圣拉斐尔：摩根和克莱普尔生命科学出版公司，2011），http://www.ncbi.nlm.nih.gov/books/NBK54110/。

155. 缺少了这个小小的生物学伎俩：麦克唐纳德，《衰老生物学》。

156. 形成更多的线粒体：《线粒体》，《自然教育》（2014），http://www.nature.com/scitable/topicpage/mitochondria-14053590，2015 年 11 月 28 日访问。

157. 失去了一个电子的分子……：麦克唐纳德，《衰老生物学》。

158 维生素 C 和维生素 E 能够发挥抗氧化剂的功效：《抗氧化剂：炒作之外》，哈佛大学陈曾熙公共卫生学院，http://www.hsph.harvard.edu/nutritionsource/antioxidants/，2015 年 12 月 6 日访问。

159. 研究人员们比较了……线粒体功能：E.J. 布赖尔利等人，《年老运动员肌肉中的线粒体功能》，《神经病学年鉴》，41，No.1（1997年1月）:114—116，http://www.researchgate.net/publication/14202422_Mitochondrial_function_in_muscle_of_elderly_athletes。

160. 脑细胞随时随地需要大量的能量：尼基尔·史瓦米纳坦，《大脑为何需要这么多能量？》，《科学美国人》（2008年4月），http://www.scientificamerican.com/article/why-does-the-brain-need-s/。

161. 高达 20% 的富氧血液：《给儿童的神经科学：大脑的血液供给》，华盛顿大学，https://faculty.washington.edu/chudler/vessel.html，2015年12月6日访问。

162. 氧化损害有可能是阿尔茨海默病的一大元凶：保拉·I. 莫雷拉等人，《线粒体功能失调引发阿尔茨海默病》，《生物化学和生物物理学学报》–《疾病的分子机制》，1802，No.1（2010年1月）:2—10，http://www.sciencedirect.com/science/article/pii/S09254439。

163. 它们是一些独立的小细胞："线粒体"，《科学之桌》，《自然教育》，http://www.nature.com/scitable/topicpage/mitochondria-14053590。

164. 所有的多细胞有机体："真核细胞"，《科学之桌》，《自然教育》，http://www.nature.com/scitable/topicpage/eukaryotic-cells-14023963，2015年12月6日访问。

165. 20000 到 25000 个基因：《基因组学简介》，美国国家人类基因组研究所，http://www.genome.gov/18016863，2015年11月28日访问。

166. 线粒体中只有 37 个基因：海蒂·扎伊、乔安娜·克雷格，《线粒体脱氧核糖核酸和线粒体疾病》，《自然教育》，1，No.1（2008）:217，http://www.nature.com/scitable/topicpage/mtdna-and-mitochondrial-diseases-903。

167. 每一条ＤＮＡ有 6 英尺长：《染色体》，美国国家人类基因组研究所，http://www.genome.gov/26524120，2015年11月28日访问。

168. 胃细胞每隔 5 天就会更新一次：尼古拉斯·韦德，《你的身体比你想象中年轻》，《纽约时报》（2005年8月），http://www.nytimes.com/2005/08/02/science/your-body-is-younger-than-you-think.html?_r=0。

169. 突变：《什么是突变》，犹他大学健康科学中心，http://learn.genetics.utah.edu/content/variation/mutation/，2015年12月6日访问。

170. 染色体端粒：《端粒是衰老和癌症的关键所在吗？》，犹他大学健康科学中心，http://learn.genetics.utah.edu/content/chromosomes/telomeres/，2015年12月6日访问。

171. 端粒酶：《2009年诺贝尔生理学奖和医学奖》，伊丽莎白·布莱克本，卡罗尔·格雷德，杰克·W.绍斯塔克, Nobel Prize.org (2009 年 10 月), http://www.nobelprize.org/nobel_prizes/medicine/laureates/2009/press.html。

172. 你的染色体端粒的长度:同上。

173. 染色体端粒变得太短:《端粒是衰老和癌症的关键所在吗?》,犹他大学健康科学中心, http://learn.genetics.utah.edu/content/chromosomes/telomeres/,2015 年 12 月 6 日访问。

174. 长期生活在压力之下的女性:艾莉莎·埃佩尔等人,《生活压力引起端粒加速缩短》,《美国国家科学院院刊》,101,No.49(2004 年 12 月):17312 — 17315,http://www.pnas.org/content/101/49/17312.full.pdf+html。

175. 营养不良和缺乏锻炼:林觉(音)等人,《端粒和生活方式因素:它们各自在细胞衰老中扮演的角色》,《突变研究》/《突变发生的基本分子机制》,730(2011 年 8 月):85 — 89,http://www.pnas.org/content/101/49/17312.full.pdf+html。

176. 女性的染色体端粒比男性的长:迈克尔·加德纳等人,《性别与端粒长度:系统综述与元分析》,《实验老龄学》,51(2014 年 3 月):15-27,http://www.ncbi.nlm.nih.gov/pubmed/24365661。

177. 保护人体不得癌症的关键:弗朗西斯·罗迪尔、朱迪斯·坎皮西,《关于细胞衰老的方方面面》,《细胞生物学期刊》,192,No.4(2011 年 2 月):547 — 556,http://www.ncbi.nlm.nih.gov/pmc/articles/PMC3044123/。

178. 定期发现并清除那些衰老细胞:丽莎·霍尼克、拉尔斯·赞德,《对衰老细胞的免疫监督:癌症与非癌症病理学的生物学意义》,《癌病变》(2012),http://carcin.oxfordjournals.org/content/early/2012/04/16/carcin.bgs124.full。

179. 随着时间流逝不断积累:格雷格·伊斯特布鲁克,《如果我们都活到 100 岁,会发生什么?》,《大西洋》(2014 年 10 月),http://www.theatlantic.com/magazine/archive/2014/10/what-happens-when-we-all-live-to-100/379338/。

180. 除去衰老细胞,能防止……:尼古拉斯·维德诺夫,《研究发现清除衰老细胞有助于小白鼠对抗伴随衰老出现的疾病》,《纽约时报》(2011 年 11 月),http://www.nytimes.com/2011/11/03/science/senescent-cells-hasten-aging-but-can-be-purged-mouse-study-suggests.html?_r=0。

181. "细胞的坏死":"细胞的坏死", MedlinePlus 网站,美国国家医学图书馆, https://www.nlm.nih.gov/medlineplus/ency/article/002266.htm,2015 年 12 月 6 日访问。

182. "凋亡":布鲁斯·阿尔伯茨等人,《分子细胞生物学》(第四版)(纽约:加兰科学出版公司，2002），http://www.ncbi.nlm.nih.gov/books/NBK26873/。

183. 一个死亡细胞能在自己离开时，将营养物质传承给其他细胞：同上。

184. 给树木提供养分：《想改善你的草坪吗？不要扫走那些叶子》，美国国家公共电台（2011年 10 月 ），http://www.npr.org/2011/10/28/141761525/want-to-improve-your-lawn-dont-bag-those-leaves。

185. 关于激素的一切：《内分泌腺体与激素类型》，激素网，内分泌学会，http://www.hormone.org/hormones-and-health/the-endocrine-system/endocrine-glands-and-types-of-hormones，2015 年 11 月 28 日访问。

186. 希腊语 "horman"："激素"，《美国传统科学词典》（马萨诸塞州波士顿：霍顿·米夫林出版公司，2002），http://dictionary.reference.com/browse/hormone，2015 年 11 月 30 日访问。

187. 随着我们生长、发育：《激素分泌的年龄变化》，MedlinePlus 网站，美国国家医学图书馆，http://www.nlm.nih.gov/medlineplus/ency/article/004000.htm，2015 年 11 月 28 日访问。

188. 内分泌系统：《内分泌腺体与激素类型》，激素健康网，http://www.hormone.org/hormones-and-health/endocrine-glands-and-types-of-hormones，2015 年 12 月 7 日访问。

189. 童年时它会上升：《生长激素、运动表现与人体衰老》，《哈佛男性健康观察》，哈佛大学医学院，http://www.health.harvard.edu/diseases-and-conditions/growth-hormone-athletic-performance-and-aging，2015 年 11 月 28 日访问。

190. 分泌促卵泡激素："脑垂体"，MedlinePlus 网站，美国国家医学图书馆，https://www.nlm.nih.gov/medlineplus/ency/anatomyvideos/000099.htm，2015 年 11 月 28 日访问。

191. 一些测试促卵泡激素水平的血液测试：本约拉·科尼，《绝经过渡期》，医景网，http://emedicine.medscape.com/article/264088-overview，2015 年 11 月 28 日访问。

192. 在年逾六旬的老人中更为常见：《甲状腺和你：对付一种常见病》，《国立卫生研究院院刊 》，7，No.1（Spring 2012）:22-23，https://www.nlm.nih.gov/medlineplus/magazine/issues/spring12/articles/spring12pg22-23.html。

193. 随着我们肌体的老化，抗利尿激素水平会升高：约翰·P. 库格勒、赫斯特德，《老年人的低钠血症和高钠血症》，《美国家庭医生》，61，No.12（2000 年 6 月）:3623-3630，http://www.aafp.org/afp/2000/0615/p3623.html，2015 年 12 月 5 日访问。

194. 高水平的抗利尿激素会让老年人……：肯尼斯·L. 贝克（编），《内分泌学与新陈代谢的原理与实践》（宾夕法尼亚州费城：平科特·威廉姆斯 & 威尔金斯出版公司，2001），

https://books.google.com/books?id=FVfzRvaucq8C。

195. 调节月经周期："绝经过渡期"，马里兰大学医疗健康中心，https://umm.edu/health/medical/altmed/supplement/melatonin，2015 年 11 月 28 日访问。

196. 在妊娠期间："甲状腺疾病"，女性健康、甲状腺与妊娠办公室，http://www.womenshealth.gov/publications/our-publications/fact-sheet/thyroid-disease.html，2015 年 12 月 5 日访问。

197. 产后甲状腺炎："甲状腺疾病"，http://www.womenshealth.gov/publications/our-publications/fact-sheet/thyroid-disease.html。

198. 老年人：莱斯利·M.C. 戈登堡，《老年甲状腺病》，加拿大甲状腺基金会，http://www.thyroid.ca/e4g.php，2015 年 12 月 5 日访问。

199. 症状：同上。

200. 心脏病……骨质疏松症：http://www.womenshealth.gov/publications/our-publications/fact-sheet/thyroid-disease.html。

201. 治疗甲状腺病的药物：同上。

202. 生殖器官呈现出漂亮的粉红色：娜塔莉·安吉尔，《女性：私密地理学》（纽约：霍顿·米夫林公司，1999），http://www.amazon.com/Woman-Intimate-Geography-Natalie-Angier/dp/0544228103。

203. 当你还是个蹒跚学步的幼童时：同上。

204. 卵巢分泌雌激素和黄体酮：同上。

205. 雌激素、黄体酮和睾丸素：卡布瑞尔·里克特曼，《激素与你的人生》，《嘉人》杂志（2009 年 4 月），http://www.marieclaire.com/health-fitness/advice/a2853/female-hormones-cycle/。

206. 在你 30 多岁时：娜塔莉·安吉尔，《女性》。

207. 储存着大约 30 万颗卵子：《年龄与生育力》，美国生殖医学学会，https://www.asrm.org/BOOKLET_Age_And_Fertility/，2015 年 12 月 7 日访问。

208. 衰老将伴随着生育能力的下降而到来：《不孕症与生育力：综述》，美国儿童健康与人类发展研究所，http://www.nichd.nih.gov/health/topics/infertility/Pages/default.aspx，2015 年 11 月 28 日访问。

209. 降低罹患乳腺癌和卵巢癌的风险：乳腺癌中的激素因子合作小组，《乳腺癌与母乳抚育：对 30 个国家的 47 项流行病学研究的个别数据的协同再分析，调查对象包括 50302 名患乳腺癌的女性和 96973 个患乳腺病的女性》，《柳叶刀》，360，No.9328（2002 年 7 月）：

187-195，http://www.ncbi.nlm.nih.gov/pubmed/12133652。

210. 卵巢癌的比例就会降低：金姆·N. 丹弗斯，《哺乳与卵巢癌风险相关性研究》，《癌症成因与控制》，18，No.5，（2007 年 6 月）:517-523，http://www.ncbi.nlm.nih.gov/pubmed/17450440。

211. 处于哺乳期的女性不再排卵：艾莉森·M. 斯蒂贝、E. 比姆拉·施瓦茨，《母乳喂养对母婴的风险与收益》，《围产期学》期刊，30（2010）:155 — 162，http://www.nature.com/jp/journal/v30/n3/full/jp2009107a.html。

212. 子宫内膜异位症："子宫内膜异位症"，梅约诊所，http://www.mayoclinic.org/diseases-conditions/endometriosis/basics/definition/con-20013968，2015 年 12 月 5 日访问。

213. 囊卵巢综合征的概率降低:梅勒妮·海肯，《成为母亲如何能让你更加健康？》，婴儿中心，http://www.babycenter.com/0_how-being-a-mom-can-make-you-healthier_1438536.bc?showAll=true，2015 年 12 月 5 日访问。

214. 子宫脱垂：梅勒妮·海肯，《子宫脱垂》，梅约诊所，http://www.mayoclinic.org/diseases-conditions/uterine-prolapse/basics/definition/con-20027708，2015 年 12 月 5 日访问。

215. 产后抑郁症：《产后抑郁症与焦虑症是什么》，美国心理学协会，http://www.apa.org/pi/women/resources/reports/postpartum-dep.aspx，2015 年 12 月 5 日访问。

216. 分娩后的第一年：查恩俊，《原来为人父母比离婚、失业甚至伴侣死亡更糟糕》，《华盛顿邮报》（2015 年 8 月），https://www.washingtonpost.com/news/to-your-health/wp/2015/08/11/the-most-depressing-statistic-imaginable-about-being-a-new-parent/。

217. 随着年龄的增长，你的肺……:加里·莱斯诺夫－卡拉瓦利亚，《从健康角度看衰老：走向衰老的体验》(伊利诺亚州斯普林费尔德：查尔斯·C. 托马斯出版公司，2007）。

218. 1/3 的癌症：《美国人能预防 1/3 的常见癌症》，美国癌症研究所，http://www.aicr.org/learn-more-about-cancer/infographics-cancer-preventability.html,2015 年 12 月 7 日访问。

219. 肺癌:《和吸烟相关的癌症概述》，美国癌症协会，http://www.cancer.org/cancer/cancercauses/tobaccocancer/tobacco-related-cancer-fact-sheet。

220. 排查癌症："甄别检查"，美国国家癌症研究所，http://www.cancer.gov/about-cancer/screening/screening-tests，2015 年 11 月 28 日访问。

221. 55 ~ 80 岁的重度吸烟者：《我需要做肺部 CT 扫描吗？》，西雅图癌症治疗联盟，http://www.seattlecca.org/should-i-get-a-lung-ct-scan.cfm，2015 年 11 月 28 日访问。

222. 注射流感疫苗：《季节性流感疫苗概述》，美国疾病防治中心，http://www.cdc.gov/flu/

protect/keyfacts.htm，2015 年 11 月 28 日访问。

223. 癌症是当今美国人的第二大死亡原因：《2015 年癌症事实与数据》，美国癌症协会，http://www.cancer.org/acs/groups/content/@editorial/documents/document/acspc-044552.pdf。

224. 通过晶状体将光线聚焦到视网膜上：《人类眼睛如何工作？》，美国角膜基金会，https://www.nkcf.org/how-the-human-eye-works/，2015 年 11 月 29 日访问。

225. 干眼症：《A 到 Z 指南》，国立卫生研究院，妇女健康研究小公室。

226. 尽可能远离……强光：《如何保护眼睛健康》，网络医生网站，http://www.webmd.com/eye-health/good-eyesight，2015 年 11 月 29 日访问。

227. 糖尿病和高血压等疾病也会影响你的眼睛：谢林·杰格特维格，《如何改善饮食和营养，防止眼睛老化》，allaboutvision.com，http://www.allaboutvision.com/over60/nutrition.htm，2015 年 11 月 29 日访问。

228. 被诊断患有乳腺癌：《关于乳腺癌的事实》，美国国家乳腺癌基金会，http://www.nationalbreastcancer.org/breast-cancer-facts，2015 年 12 月 5 日访问。

229. 自 20 世纪 90 年代以来……：同上。

230. BRCA 基因：《BRCA 1 与 BRCA 2：癌症风险与基因检测》，美国国家癌症研究所，http://www.cancer.gov/about-cancer/causes-prevention/genetics/brca-fact-sheet，2015 年 12 月 5 日访问。

231. 给所有超过 30 岁的女性提供检测：《永无止境的基因探索》，《纽约时报》（2015 年 2 月），http://www.nytimes.com/2015/02/10/science/mary-claire-kings-pioneering-gene-work-from-breast-cancer-to-human-rights.html?_r=0，2015 年 12 月 1 日访问。

232. 维生素、非处方药：《保护肾脏健康的 7 个秘密》，克利夫兰诊所（2015 年 4 月），http://health.clevelandclinic.org/2015/04/7-secrets-to-keeping-your-kidneys-healthy/，2015 年 11 月 29 日访问。

233. 罹患高血压的风险会随着年龄增加：《高血压的风险因素》，美国心肺血液研究所。

234. 女性罹患心脏病的症状：《心脏病情况报道》，美国心肺血液研究所，http://www.nhlbi.nih.gov/files/docs/public/heart/heart_a2000Novttack_fs_en.pdf。

235. 47% 的心脏病猝死：《心脏病概述》，美国疾病防治中心，http://www.cdc.gov/heartdisease/facts.htm，2015 年 11 月 29 日访问。

236. 很多因素会让患病风险上升：《什么是动脉粥样硬化》，美国心肺血液研究所，http://

www.nhlbi.nih.gov/health/health-topics/topics/atherosclerosis，2015 年 11 月 29 日访问。

237. 将心脏病发作的概率降低了：《降低胆固醇抑制素药物的不良反应》，网络医生网站，http://www.webmd.com/cholesterol-management/side-effects-of-statin-drugs，2015 年 11 月 29 日访问。

238. 潜在的不良反应很大：同上。

239. 每过十年左右会全部更新一遍：《骨骼健康与骨质疏松症：美国外科医生总会的一份报告》（马里兰州罗克维尔市：美国外科医生总会办公室（美国），2004），http://www.ncbi.nlm.nih.gov/books/NBK45504/。

240. 缺乏雌激素会促进破骨细胞的形成：B. 劳伦斯·里格斯，《骨质吸收的雌激素调节机制》，《临床研究期刊》，106，No.10（2000 年 11 月）:1203-1204，http://www.ncbi.nlm.nih.gov/pmc/articles/PMC381441/。

241. 女性患骨质疏松症的风险，比男性高出 4 倍：《绝经过渡期与骨质疏松症》，克利夫兰诊所，http://my.clevelandclinic.org/health/diseases_conditions/hic-what-is-perimenopause-menopause-postmenopause/hic_Menopause_and_Osteoporosis，2015 年 11 月 29 日访问。

242. 缺乏运动、维生素 D 含量低……会让骨质流失得更厉害:《骨质疏松症概览》，医景网，美国国家医学图书馆，http://www.nlm.nih.gov/medlineplus/ency/article/000360.htm，2015 年 11 月 29 日访问。

243. 更容易发生骨折：同上。

244. 抑制破骨细胞：" 双磷酸盐 "，drugs.com，http://www.drugs.com/drug-class/bisphosphonates.html，2015 年 11 月 29 日访问。

245. 一些老年妇女甚至会大量脱落阴毛：罗杰·梅里克、H. 平卡夫·塔夫特，《关于老年人体毛的观察报告》，《临床分泌学与代谢期刊》，19，No.12（1959 年 12 月）:1597-1607，http://press.endocrine.org/doi/abs/10.1210/jcem-19-12-1597。

246. 多出 4 倍:《皮肤的老化》，医景网，美国国家医学图书馆，https://www.nlm.nih.gov/medlineplus/ency/article/004014.htm，2015 年 12 月 7 日访问。

247. 更容易被晒伤:" 皮肤问题与治疗健康中心 "，网络医生网站，http://www.webmd.com/skin-problems-and-treatments/tc/sunburn-topic-overview，2015 年 12 月 7 日访问。

248. 女性……长出毛发:" 多毛症 "，梅约诊所，http://www.mayoclinic.org/diseases-conditions/hirsutism/basics/definition/con-20028919，2015 年 11 月 29 日访问。

249. 遗传了某种疾病:" 多毛症 "，梅约诊所。

250. 睾丸素的水平远远高于雌激素的水平："多毛症－病因"，英国国家医疗服务系统精选网站，http://www.nhs.uk/Conditions/hirsutism/Pages/causes.aspx，2015 年 11 月 29 日访问。

251. 治疗方案：同上。

252. 我们的胃会失去弹性：《专题报道：肠胃的感受——消化健康问题一览》，《梅约诊所健康通讯副刊》（2012 年 6 月）:www.healthletter.mayoclinic.com/DigestiveHealthSR.pdf。

253. 肝脏也会失去大量细胞；同上。

254. 如果你没有喝下充足的水：同上。

255. 随着年龄的增长，我们免疫系统的效率降低：《免疫的增龄性改变》，医景网，美国国家医学图书馆，https://www.nlm.nih.gov/medlineplus/ency/article/004008.htm，2015 年 11 月 29 日访问。

256. 流感疫苗：凯瑟琳·古德温等人，《老年人接种流感疫苗的抗体反应：一项量化研究》，《疫苗》，24，No.8（2006 年 2 月）:1159–1169，http://www.ncbi.nlm.nih.gov/pubmed/16213065。

257. 人体免疫系统对流感疫苗的反应：琼·B. 曼尼克，《雷帕霉素靶蛋白抑制剂能改善老年人的免疫功能》，《科学转化医学》，6，No.268（2014 年 12 月）:268ra179，http://stm.sciencemag.org/content/6/268/268ra179。

258. 每年注射流感疫苗：《流感季节中 65 岁以上的老人该了解的知识和采取的措施》，美国疾病防治中心，http://www.cdc.gov/flu/about/disease/65over.htm，2015 年 12 月 7 日访问。

259. 在 42 岁就早早绝经了：《基于事实证据的实训中心系统综述——更年期症状：各种疗效的比较研究》，美国医疗保健研究与质量局（2013 年 6 月），http://effectivehealthcare.ahrq.gov/ehc/products/353/1022/menopause–protocol-130612.pdf。

260. 晚发更年期：艾伦·B. 戈尔德，《自然绝经发生的时间》，《北美临床产科学与妇科学》，No.3（2011 年 9 月）:425–440，http://www.ncbi.nlm.nih.gov/pmc/articles/PMC3285482/。

261. 乳腺癌、子宫内膜癌和卵巢癌的发生率上升：同上。

262. 你妈妈和外婆的更年期时间：斯蒂芬妮·法里斯，《晚发绝经：是什么导致了延迟？》，健康线网络公司（2012 年 2 月），http://www.healthline.com/health/menopause/late-onset#1，2015 年 11 月 29 日访问。

263. 全美女性健康研究：《SWAN：全美女性健康研究》，http://www.swanstudy.org/，2015 年 12 月 8 日访问。

264. 最容易焦虑的女性会出现最严重、最持久的症状：南希·E. 阿维斯，《绝经过渡期血管舒缩症状的持续》，《美国医学会期刊 – 内科学》，175，No.4（2015 年 4 月）:531–539，http://www.ncbi.nlm.nih.gov/pubmed/25686030。

265. 抑郁：斯泰西·B. 格拉曼，《更年期与情绪障碍》，医景网，网络医生网站，http://emedicine.medscape.com/article/295382–overview。

266. 抑郁症会增加患心脏病的风险：亚伯拉罕·A. 阿里友，《老年人的抑郁症状和冠心病的风险及死亡率》，《循环》，102（2000 年 10 月）:1773–1779，http://circ.ahajournals.org/content/102/15/1773.full.pdf+html。

267. 心脏病会影响你进入更年期的时间：海伦·S. 科克等人，《心脏病发病风险决定绝经年龄而非相反》，《全美心脏病学会会刊》，47，No.10（2006 年 5 月）。

268. 进入更年期的时间会影响你患上其他各种疾病的风险：艾伦·B. 戈尔德，《自然绝经发生的时间》，《北美临床产科学与妇科学》，38，No.3（2011 年 9 月）:425–440，http://www.ncbi.nlm.nih.gov/pmc/articles/PMC3285482/。

269. 38% 的更年期女性：霍华德·M. 克拉维茨等人，《中年妇女的睡眠障碍：关于睡眠与绝经过渡期的社区调查》，《更年期》，10，No.1（2003 年 1–2 月）:19–28，http://www.ncbi.nlm.nih.gov/pubmed/12544673。

270. 睡眠质量和更年期的关系：霍华德·M. 克拉维茨、哈迪内·约弗，《准更年期的睡眠：全美女性调查研究的一个案例》，《北美临床产科学与妇科学》，38，No.3（2011 年 9 月）:567–586。

271. 吸烟、受教育程度低……更早进入更年期：艾伦·B. 戈尔德等人，《自然绝经和年龄相关的因素：取样调查多个种族的中年妇女》，《美国流行病学期刊》，153，No.9（2001 年 5 月）865–874，http://aje.oxfordjournals.org/content/153/9/865.full。

272. 拉丁裔女性：罗宾·R. 格林等人，《拉美裔女性的更年期症状：全美女性健康研究》，5，No.2（2009 年 3 月）:127–133，http://www.ncbi.nlm.nih.gov/pmc/articles/PMC3270699/。

273. 更常出现血管舒缩症状：艾伦·B. 戈尔德等人，《绝经过渡期血管舒缩症状与种族／人种关系的纵向分析：全美女性健康研究》，《美国公共卫生期刊》，96，No.7（2006 年 7 月）:1226–1235，http://www.ncbi.nlm.nih.gov/pmc/articles/PMC1483882。

274. 亚裔女性除外：Eun–OkIm，《美国四大族群女性的更年期症状》，《西部护理研究期刊》，32，No.4（2010 年 6 月）:540–565，http://www.ncbi.nlm.nih.gov/pmc/articles/PMC3033753/#R54。

275. 在一位女士最后一次来月经后：《激素与更年期：来自国家老年研究所的建议》，美国国家老年研究所（2012 年 8 月），https://www.nia.nih.gov/health/publication/hormones-and-menopause。

276. 心脏病、乳腺癌和中风：同上。

277. 细胞炎症：弗洛拉·恩格尔曼、伊勒姆·马苏迪，《更年期对免疫衰老的冲击力》，《公开长寿科学》，6（2012）:101-111，http://benthamopen.com/ABSTRACT/TOLSJ-6-101。

278. 女性拥有的朋友越多……越满足：兰迪·卡门，《为何女性需要友谊：一个有说服力的论断》，《赫芬顿邮报》（2012 年 11 月），http://www.huffingtonpost.com/randy-kamen-gredinger-edd/female-friend-ship_b_2193062.html。

279. 在那些患乳腺癌的女性中：汤姆·法雷奥，《好朋友对你大有裨益》，网络医生网站，http://www.webmd.com/balance/features/good-friends-are-good-for-you，2015 年 11 月 29 日访问。

280. 体育活动能加强大脑中……的部分：海蒂·戈德曼，《经常锻炼能改变大脑结构、改善记忆和思维能力》，《哈佛健康刊物》（2014 年 4 月），http://www.health.harvard.edu/blog/regular-exercise-changes-brain-improve-memory-thinking-skills-201404097110，2015 年 12 月 5 日访问。

281. 脑源性神经营养因子：克里斯汀·L. 苏哈尼等人，《锻炼对脑源性神经营养因子效用的元分析》，《精神病学研究期刊》，60（2015 年 1 月）:56-64，https://www.ncbi.nlm.nih.gov/pubmed/25455510。

282. 能防止认知减退：《更多证据说明欧米茄-3 脂肪酸有益于大脑健康》，加州大学欧文分校，记忆损害与神经障碍研究所，http://www.alz.uci.edu/more-evidence-that-omega-3-fatty-acids-support-brain-health/，2015 年 11 月 29 日访问。

283. 除去一些……黏糊糊的斑块沉积：雅思明·安瓦尔，《睡眠不佳导致阿尔茨海默病蛋白质毒素堆积与失忆》，《加州大学伯克利分校新闻》（2015 年 6 月），http://news.berkeley.edu/2015/06/01/alzheimers-protein-memory-loss/；杰夫·艾利夫，《好好睡上一晚：又多了一个理由》，Ted 医学讲座 2014，http://tedmed.com/talks/show?id=293015；艾米丽·安德伍德，《睡眠：终极洗脑？》，《科学》杂志（2013 年 10 月），http://news.sciencemag.org/brain-behavior/2013/10/sleep-ultimate-brainwasher，2015 年 11 月 30 日访问。

284 得到适度睡眠：马特·伍德，《睡多一些，吃少一些：改善睡眠习惯有助于形成更健康的食物选择》，《科学生活》，芝加哥大学医学与生物科学学院（2014 年 6 月），http://sciencelife.uchospitals.edu/2014/06/12/sleep-more-eat-less-improving-sleep-habits-can-

lead-to-healthier-food-choices/。

285. 喝碳酸饮料将导致染色体端粒缩短：杰弗里·诺里斯，《新研究认为喝碳酸饮料会加速细胞衰老》，（2014 年 10 月），加州大学旧金山分校，https://www.ucsf.edu/news/2014/10/119431/sugared-soda-consumption-cell-aging-associated-new-study，2015年 11 月 30 日访问。

286. 蜂后是独一无二的：西尔维娅·C. 雷莫丽娜、金伯利·A. 休斯，《进化与长寿、高繁殖力的机制：蜂后》，《时代》，30（2008 年 9 月）:177-185，http://www.ncbi.nlm.nih.gov/pmc/articles/PMC2527632/#！po=1.47059。

287. 谁得到的蜂王浆最多，谁就成为蜂后：《蜂群及其组织》，《大西洋中部养蜂研究及扩展联盟》，https://agdev.anr.udel.edu/maarec/honey-bee-biology/the-colony-and-its-organization/，2015 年 11 月 30 日访问。

288. 良好的营养供给能够延年益寿：尼克尔·扬科维奇等人，《根据世卫组织的指导方针及欧美老年人的全因死亡率，请您坚持健康饮食》，《美国流行病学期刊》，180, No.10（2014年 10 月）:978-988。

289. 心脏病、直肠癌与中风：《研究发现地中海式饮食有利于降低罹患中风风险》，《医学快讯》（2015 年 2 月），http://medicalxpress.com/news/2015-02-mediterranean-diet.html#inlRlv，2015 年 11 月 30 日访问。

290. 增进认知健康：沃尔特·C. 威利特等人，《地中海式饮食金字塔：健康饮食的一个文化模型》，《美国临床营养学期刊》，61，No.6（1995）:1402-6S。

291. 罹患阿尔茨海默病的风险都降低了 50%：马塔·克莱尔·莫里斯等人，《MIND 饮食能降低阿尔茨海默病的发生率》，《阿尔茨海默病及痴呆症》，11, No.9（2015 年 9 月）:1007-1014，http://www.alzheimersanddementia.com/article/S1552-5260%2815%2900017-5/abstract。

292. 婴儿潮时期出生的美国人……超重：亚历桑德拉·西弗林，《绝大多数婴儿潮时期出生的美国人超重或肥胖》，《时代》（2014 年 7 月），http://time.com/2945095/the-vast-majority-of-baby-boomers-are-overweight-or-obese/，2015 年 11 月 30 日访问。

293. 更容易抑郁沮丧：威利·布莱克威尔，《肥胖可能与抑郁有关》（2008 年 6 月），http://www.sciencedaily.com/releases/2008/06/080602152913.htm。

294. 造成营养不良：玛丽·希克森，《营养不良与衰老》，《研究生医学期刊》，82（2006 年1 月）:2-8，http://www.ncbi.nlm.nih.gov/pmc/articles/PMC2563720/。

295. 钙质建议摄入量：《钙与维生素 D：在每个年龄段都很重要》，美国国立卫生研究院，骨质疏松及相关骨骼疾病国家资源中心（2015 年 5 月），http://www.niams.nih.gov/Health_Info/Bone/Bone_Health/Nutrition/，2015 年 11 月 30 日访问。

296. 每日不要超过 2000 毫克：《你吃了什么：维生素与矿物质》，国家老龄问题研究所，https://www.nia.nih.gov/health/publication/whats-your-plate/vitamins-minerals，2015 年 11 月 30 日访问。

297. 维生素 D 的建议摄入量：同上。

298. 大约有 10 亿人：詹姆斯·M. 格林布拉特，《治疗抑郁症的突破：缺乏维生素 D 的心理后果》，《今日心理学》（2011 年 11 月），https://www.psychologytoday.com/blog/the-breakthrough-depression-solution/201111/psychological-consequences-vitamin-d-deficiency，2015 年 11 月 30 日访问。

299. 情感性疾患：休·彭考夫等人，《维生素 D 与抑郁症：阳光在哪儿》，《精神健康护理集刊》，31，No.6（2010 年 6 月）:385-393，http://www.ncbi.nlm.nih.gov/pmc/articles/PMC2908269/。

300. 美国心脏协会建议……：《了解你的脂肪》，美国心脏协会，http://www.heart.org/HEARTORG/Conditions/Cholesterol/PreventionTreatmentofHighCholesterol/Know-Your-Fats_UCM_305628_Article.jsp#.Vmd36spG9l0，2015 年 12 月 8 日访问。

301. 3200 毫克：《哈佛妇女健康观察》，《钠、盐和你》，哈佛医学院。

302. 食品标签上的每日建议摄入量：《饮食中的钠：使用营养成分表以降低钠盐摄入量》，美国食品及药物管理局，http://www.fda.gov/Food/ResourcesForYou/Consumers/ucm315393.htm。

303. 1.5 毫克的维生素 B_6：《维生素与矿物质》，国家老龄问题研究所，https://www.nia.nih.gov/health/publication/whats-your-plate/vitamins-minerals。

304. 缺乏维生素 B_{12}：《维生素 B_{12}》，梅约诊所，http://www.mayoclinic.org/drugs-supplements/vitamin-b12/evidence/hrb-20060243，2015 年 11 月 30 日访问。

305. 缺乏维生素 B_{12} 的症状：同上。

306. 14 岁以上的女性：《维生素 B_{12} 膳食补充剂简报》，国立卫生研究院膳食补充剂办公室，https://ods.od.nih.gov/factsheets/VitaminB12-HealthProfessional/，2015 年 11 月 30 日访问。

307. 19 岁以上的女性每日应摄入……：《叶酸膳食补充剂简报》，国立卫生研究院膳食补充剂办公室，https://ods.od.nih.gov/factsheets/Folate-HealthProfessional/，2015 年 11 月 30 日访问。

308. 60% 的女性：《超重、肥胖和体重减轻简报》，女性健康组织办公室，http://
womenshealth.gov/publications/our-publications/fact-sheet/overweight-weight-loss.html#a，
2015 年 11 月 30 日访问。

309. 残疾的可能性：艾琳·里拉马斯－孙等人，《肥胖与老年女性无重大疾病或残疾的高
寿》，《美国医学会期刊－内科学》，174，No.1（2014 年 1 月）:98-106，http://www.ncbi.
nlm.nih.gov/pubmed/24217806。

310. 特别容易受到酒精的不良影响：《A 到 Z 指南》，妇女健康研究办公室，http://orwh.
od.nih.gov/resources/sexgenderhealth/index.asp，2015 年 11 月 30 日访问。

311. 消化酶：惠特利、韦斯利，美国家庭医生协会，http://www.aafp.org/afp/2009/1201/
p1254.html，2015 年 11 月 30 日访问。

312. 酒精被你的血液吸收的时间：《对话亚尼内·克莱顿博士》，国立卫生研究院，2014 年
12 月。

313. 女性更容易患上酒精性肝病：《警惕酒精》，美国国立卫生研究院酒精滥用与酒精成瘾
研究所（1999 年 12 月），http://pubs.niaaa.nih.gov/publications/aa46.htm，2015 年 11 月 30
日访问。

314. 塑造肌肉的黄金时期：杰弗里·葛兹平克，《衰老引起的肌肉和力量损耗》，《衰
老 研 究 期 刊 》（2012 年 3 月）:158-279，http://www.ncbi.nlm.nih.gov/pmc/articles/
PMC3312297/。

315. 健身和衰老问题专家："西蒙·梅洛夫博士"，巴克老龄问题研究所，http://www.
thebuck.org/melovLab，2015 年 11 月 30 日访问。

316. 1/3 髋骨骨折的老人：虚拟健康护理小组，《跌倒与髋部骨折：跌倒发生率及相关的发
病率和死亡率》，密苏里大学哥伦比亚分校，专业医疗保健学院，http://shp.missouri.edu/
vhct/case4007/index.htm，2015 年 12 月 8 日访问。

317. 因此死亡的高达 3/4：《老年人的髋骨折》，美国疾病防控中心，http://www.cdc.gov/
HomeandRecreationalSafety/Falls/adulthipfx.html，2015 年 11 月 30 日访问。

318. 50 岁以上的跑步者：伊莉莎·F. 查克拉瓦迪等人，《跑步降低老年人的残疾率和死亡率：
一项历时 21 年的纵向研究》，《内科医学档案》，168，No.15（2008 年 8 月）;1638-1646，
http://www.ncbi.nlm.nih.gov/pubmed/18695077。

319. 保护我们的脑力：艾希礼·卡瓦略等人，《60 岁以上老人的体育锻炼与认知功能：系
统性的回顾》，《老龄化的临床干预》，661-682，http://www.ncbi.nlm.nih.gov/pmc/articles/

PMC3990369/。

320. 70% 的能量：《新陈代谢与体重减轻：你如何燃烧卡路里》，梅约诊所，http://www.mayoclinic.org/healthy-lifestyle/weight-loss/in-depth/metabolism/art-20046508，2015 年 12 月 8 日访问。

321. 基础代谢率每过 10 年会降低 1 ~ 2 个百分点：苏珊·B. 罗伯茨、杰拉德·E. 达拉勒，《能量需求与衰老》，《公共健康营养》，8，No.7A（2005 年 10 月）:1028 — 1036，http://www.ncbi.nlm.nih.gov/pubmed/16277818.145145。

322. 去脂体重越低：S.P. 赞科夫、A.H. 诺里斯，《肌肉衰减对衰老引起的基础代谢率变化的影响》，《应用心理学期刊》，43，No.6（1977 年 12 月）:1001-1006，http://jap.physiology.org/content/43/6/1001.145。

323. 预防静脉曲张的好办法：《静脉曲张：生活方式与家庭治疗》，梅约诊所，http://www.mayoclinic.org/diseases-conditions/varicose-veins/basics/lifestyle-home-remedies/con-20043474。

324. 基础代谢率降低：玛丽－皮埃尔·斯通吉、丁普娜·加拉格尔，《衰老导致人体结构发生变化：新陈代谢率与宏量营养素氧化是原因还是结果？》，《营养》，26，No.2（2010 年 2 月）:152-155，http://www.ncbi.nlm.nih.gov/pmc/articles/PMC2880224/。

325. 静脉曲张：《静脉曲张》，梅约诊所，http://www.mayoclinic.org/diseas-es-conditions/varicose-veins/basics/definition/con-20043474，2015 年 12 月 1 日访问。

326. 衰老是静脉曲张的一大风险因素：《静脉曲张：风险因素》，梅约诊所，http://www.mayoclinic.org/diseases-conditions/varicose-veins/basics/risk-factors/con-20043474。

327. 动起来：雷切尔·凡·佩尔特等人，《定期锻炼与男性因衰老引起的基础代谢率下降：和运动量及能量摄取的关系》，《美国生理学期刊》，E281（2001）:633-639；雷切尔·凡·佩尔特等人，《定期锻炼与女性因衰老引起的基础代谢率下降》，《临床分泌学与代谢期刊》，82（1997）:3208-3212。

328. 成年人失眠问题：《锻炼如何帮助慢性失眠患者？》，美国国家睡眠基金会，https://sleepfoundation.org/ask-the-expert/how-does-exercise-help-those-chronic-insomnia，2015 年 12 月 1 日访问。

329. 有益身心的体育活动：茉莉娅·斯伦·埃德尔曼，《哈佛医学院成功睡眠指南：针对女性的策略》，哈佛医学院（2013 年 3 月），http://www.harvardhealthbooks.org/wp-content/uploads/2013/03/SuccessfulSleepStrategiesForWomenSampleChapter.pdf。

330. 伸展运动和中等强度的锻炼：雪莉·S. 图罗杰等人，《持续 1 年的中等强度锻炼和伸展运动对绝经后女性睡眠质量的功效》，《睡眠》，26，No.7，（2003）:830-836。

331. 脑源性神经营养因子：克里斯汀·L. 苏哈尼等人，《锻炼对脑源性神经营养因子功效的元分析》，《精神病学研究期刊》，60（2015 年 1 月）:56-64，https://www.ncbi.nlm.nih.gov/pubmed/25455510。

332. 高达 90% 的女性：凯瑟琳·哈蒙，《脂肪团永远无法摆脱吗？》《科学美国人》（2009 年 5 月），http://www.scientificamerican.com/article/is-cellulite-forever/。

333. 脂肪细胞会日渐堆积："脂肪团"，梅约诊所，http://www.mayoclinic.org/diseases-conditions/cellulite/basics/causes/con-20029901，2015 年 12 月 1 日访问。

334. 雌激素水平下降：哈蒙，《脂肪团永远无法摆脱吗？》。

335. 在参与全美女性健康研究的女性中：玛丽弗兰·佐沃等人，《更年期与中年女性身体机能的关联》，《美国老年病协会会刊》，49，No.11（2001 年 11 月）:1485-1492，http://www.ncbi.nlm.nih.gov/pubmed/11890587。

336. 美国仍有 15% 的女性吸烟：《美国人的吸烟情况》，美国疾病防控中心，http://www.cdc.gov/tobacco/campaign/tips/resources/data/cigarette-smoking-in-united-states.html，2015 年 12 月 1 日访问。

337. 一大可预防的致死因素：《吸烟与使用烟草》，美国疾病防控中心，http://www.cdc.gov/tobacco/data_statistics/fact_sheets/fast_facts/，2015 年 12 月 8 日访问。

338. 香烟烟雾中充满了各种致癌物质：《已知与疑似的人类致癌物质》，美国癌症协会，http://www.cancer.org/cancer/cancercauses/othercarcinogens/generalinformationaboutcarcinogens/known-and-probable-human-carcinogens，2015 年 12 月 1 日访问。

339. 哪怕 20 分钟：《戒烟 20 分钟》，美国疾病防控中心，http://www.cdc.gov/tobacco/data_statistics/sgr/2004/posters/20mins/，2015 年 12 月 1 日访问；《戒烟能让时光倒流》，whyquit.com，http://whyquit.com/whyquit/A_Benefits_Time_Table.html，2015 年 12 月 1 日访问。

340. 清除……废弃物质：杰弗里·艾利夫，《好好睡上一晚的又一个原因》，2015 年 TED 医学演讲，http://tedmed.com/talks/show?id=293015。

341. 争取在每天晚上睡足 7 个小时：《研究发现，保持 6～7 小时的睡眠时间能延年益寿》，《纽约时报》（2002 年 2 月），http://www.nytimes.com/2002/02/15/us/study-ties-6-7-hours-of-sleep-to-longer-life.html；丹尼尔·F. 克里普克，《死亡率与睡眠持续时间及失眠相关》，《普通精神病学纪要》，59，No.2（2002 年 2 月）:131-136。

342. 他们仍然会根据24小时循环的基本节律入睡或醒来：尤尔根·阿绍夫，《男性的生理节律：一种频率固定的自持震荡是人类24小时昼夜节律的基础》，加州大学圣迭戈分校（1965），https://mechanism.ucsd.edu/teaching/F11/philbiology2011/aschoff.circadianrhythmsinman.1965.pdf。

343. 膝盖的后面：桑德拉·布莱克斯利，《人体生物钟研究带来惊喜新发现》，《纽约时报》（1998年1月），http://www.nytimes.com/1998/01/16/us/study-offers-surprise-on-working-of-body-s-clock.html。

344. 昼夜节律被扰乱后：基斯·C.苏马、弗雷德·W.图雷克，《时间生物学与肥胖：生理节律与能量调节的交互作用》，《营养学研究进展》，5（2014年5月）:312S-319S，http://advances.nutrition.org/content/5/3/312S.full。

345. "节后返工时差"：马克·威特曼等人，《社会性时差：生物时间与社会时间失调》，《国际时间生物学：生物节律与医学节律研究期刊》，23，No.1-2（2006）:497-509，http://www.tandfonline.com/doi/abs/10.1080/07420520500545979?journalCode=icbi20#.VmeX9spG9l0。

346. 轮班工作：约瑟芬·阿伦特，《轮班：如何调节生物钟》，《职业医学》，60，No.1（2010）:10-20，http://occmed.oxfordjournals.org/content/60/1/10.full。

347. 癌症发生率大幅上升：《绘画，消防与轮班》，国际癌症研究中心关于人类致癌因素诊断的专题著作，世界卫生组织国际癌症研究所，98（2010），monographs.iarc.fr/ENG/Monographs/vol98/mono98.pdf。

348. 减少夜晚暴露在蓝光下的时间：罗西·布劳，《光疗法》，《经济学人》，《智慧生活》（2014年5月/6月），http://moreintelligentlife.com/content/features/rosie-blau/light-and-health#_。

349. 随着年龄增长，大脑皮层会缩减衰退：莫·康斯坦第，《睡眠不佳和健忘为何频频折磨衰老的大脑》，《美国科学》（2013年1月），http://www.scientificamerican.com/article/why-poor-sleep-and-forgetfulness-plague-the-aging-brain/。

350. 哈佛护士研究：伊丽莎白·E.德沃尔，《中年以后睡眠持续时间与认知能力的关系》，《美国老年病协会会刊》62，No.6（2014年6月）:1073-1081，http://onlinelibrary.wiley.com/doi/10.1111/jgs.12790/abstract。

351. 睡眠让人平静：罗莎琳·D.卡特莱特，《24小时思维：睡眠和做梦在我们情感生活中扮演的角色》（纽约：牛津大学出版社，2010），http://www.amazon.com/The-Twenty-four-Hour-Mind-Emotional/dp/0199896283。

352. 睡眠有利于美容：《美容小憩：对你皮肤的 5 大益处》，网络医生网站，http://www.webmd.com/beauty/skin/beauty-sleep?page=2，2015 年 12 月 1 日访问。

353. 腹部脂肪的大量堆积：柯莱特·布歇，《压力过大会引起体重增加吗？》，网络医生网站，http://www.webmd.com/diet/can-stress-cause-weight-gain，2015 年 12 月 9 日访问。

354. 让你的头发变白：李泽特·博勒里，《是什么造成了白发？遗传和其他因素对发色的影响》，《每日医学》（2015 年 3 月），http://www.medicaldaily.com/pulse/what-causes-gray-hair-influence-genetics-and-other-factors-hair-color-324622，2015 年 12 月 9 日访问。

355. 应激激素会损害黑色素细胞：科科·巴兰坦，《事实还是虚构？压力带来白发》，《美国科学》（2007 年 10 月），http://www.scientificamerican.com/article/fact-or-fiction-stress-causes-gray-hair/。

356. 应激激素：布鲁斯·S.麦克伊万，《压力激素对健康与疾病的中心效应：了解压力和压力介质的保护性作用与破坏性影响》，《欧洲药理学期刊》，583，No.2-3（2008 年 4 月）:174 — 185。

357. 长期的压力会加速炎性衰老：尼克尔·D.鲍威尔等人，《社会压力会通过贝塔肾上腺素对骨髓细胞生成的感应，上调白血球转录组的炎症基因表达》，《美国国家科学院院刊》，110，No.41（2013 年 10 月）:16574 — 16579；《老年人期刊》，美国压力协会，http://www.stress.org/seniors/，2015 年 12 月 9 日访问。

358. 3 磅左右的外来细菌：《国立卫生研究院人类微生物组项目定义了正常的人体细菌组成》，国立卫生研究院（2012），http://www.nih.gov/news-events/news-releases/nih-human-microbiome-project-defines-normal-bacterial-makeup-body，2015 年 12 月 9 日访问。

359. 母体哺乳：黛博拉·L.温加尔，《婴儿期的母乳喂养与寿命长短有关吗？》，《美国公共健康期刊》，84，No.9（1994 年 9 月）:1458 — 1462.，http://www.ncbi.nlm.nih.gov/pmc/articles/PMC1615186/。

360. 免疫系统的组成：《免疫系统的组成部分》，网络医生网站，http://www.webmd.com/a-to-z-guides/components-of-the-immune-system，2015 年 12 月 2 日访问。

361. 急性炎症："急性炎症"，华盛顿大学，http://courses.washington.edu/conj/inflammation/acuteinflam.htm，2015 年 12 月 4 日访问。

362. 细胞衰老或炎症：克劳迪奥·弗朗切斯奇、朱迪斯·坎皮西，《慢性炎症（炎症）及其对衰老相关疾病的潜在作用》，《老龄学期刊》，69，增刊 .1（2014 年 6 月）:S4-9，http://www.ncbi.nlm.nih.gov/pubmed/24833586；丹尼尔·贝利斯等人，《了解我们如何衰老：

深刻理解炎症》，《长寿与健康人寿》，2（2013年5月）；http://www.longevityandhealthspan.com/content/2/1/8。

363. 慢性的、全身性的炎症：布伦特·鲍尔，《警惕炎症》，《梅约诊所健康通讯》，http://healthletter.mayoclinic.com/editorial/editorial.cfm/i/163/t/Buzzed%20on%20inflammation，2015年12月9日访问；《全身炎症：神经退行性疾病的助推器？》，阿尔茨海默病论坛，http://www.alzforum.org/news/con-ference-coverage/systemic-inflammation-driver-neurodegenerative-disease。

364. C反应蛋白（CRP）：《C反应蛋白测试》，梅约诊所，http://www.mayoclinic.org/tests-procedures/c-reactive-protein/basics/definition/prc-20014480，2015年12月4日访问。

365. 白细胞介质-6和……具有相关性：马尔塞洛·马乔等人，《衰老病变和慢性疾病中的白细胞介质-6：一个好方法》，《老龄学期刊》，61，No.6（2006年6月）:575-584，http://www.ncbi.nlm.nih.gov/pmc/articles/PMC2645627/。

366. 消化母乳：http://www.ncbi.nlm.nih.gov/pubmed/17224259。

367. 1000个不同物种：《哺乳动物的基因组》（2014），25:49-74DOI10.1007/s00335-013-9488-5；《微生物菌群：压力、健康和疾病》，雷切尔·D. 莫洛尼、丽芙·德博内、杰拉德·克拉克、蒂莫西·G. 迪南、约翰·F. 科瑞恩。

368. 造成营养不良：诺亚·沃里阿德斯等人，《饮食与人体肠道微生物菌群》，《微生物学前沿》，5（2014年9月），494，http://journal.frontiersin.org/article/10.3389/fmicb.2014.00494/full。

369. 肠道细菌：http://genomemag.com/change-your-microbiome-change-yourself/#.VPogMFPF9oE。

370. 引发炎症：比亚吉等人，2010；http://journals.plos.org/plosone/article?id=10.1371/journal.pone.0010667。

371. 身体虚弱：万·通厄伦等人，2005，http://www.ncbi.nlm.nih.gov/pmc/articles/PMC1265947/；克拉松等人，2011，http://www.pnas.org/content/108/Supple-ment_1/4586.long。

372. 他们会迅速好转：http://www.ncbi.nlm.nih.gov/pmc/articles/PMC3223289/。

373. 多样化的、有营养的饮食：同上。

374. 艰难梭菌感染：http://www.webmd.com/digestive-disorders/clostridium-difficile-colitis。

375. 然后再从大脑中返回信息：《哺乳动物的基因组》（2014），25:49-74DOI10.1007/s00335-013-9488-5；《微生物菌群：压力，健康和疾病》，雷切尔·D. 莫洛尼，丽芙·德博内、杰拉德·克拉克、蒂莫西·G.迪南、约翰·F.科瑞恩。

376. 食用加工食品：诺亚·沃里阿德斯等人，《饮食与人体肠道微生物菌群的进化》，《微生物学前沿》，5（2014年9月），http://journal.frontiersin.org/article/10.3389/fmicb.2014.00494/full。

377. 吸烟：《吸烟引起肠道菌群的改变》，美国微生物研究所（2015年6月），http://www.microbiomeinstitute.org/blog/2015/6/11/cigarette-smoke-changes-the-gut-microbiome。

378. 长期压力过大：《压力影响肠道菌群的平衡和免疫反应》，《每日科学》（2011年3月），http://www.sciencedaily.com/releases/2011/03/110321094231.htm。

379. 微生物菌群的多样性：根据戴尔·布里得森博士的建议，巴克研究所。

380. 锻炼：曼迪·奥克兰德，《锻炼对肠道菌群的益处》，《预防》，http://www.prevention.com/health/healthy-living/exercise-makes-your-gut-bacteria-more-diverse，2015年12月8日访问。

381. 益生元是益生菌的食物：http://www.molecularneurodegeneration.com/content/9/1/36。

382. 加工食物和包装食物使用抗菌性防腐剂：P.迈克尔·戴维森，《食品添加剂：食品加工》，《大英百科全书》，http://www.britannica.com/topic/food-additive。

383. 微生物菌群：http://www.ncbi.nlm.nih.gov/pubmed/21040780。

384. 食用发酵食品：《有益大脑的食物》，大卫·颇尔马特，医学博士，http://www.drperlmutter.com/eat/brain-maker-foods/。

385. 将肠道中的信息发送给你的大脑：https://www.psychologytoday.com/blog/the-athletes-way/201405/how-does-the-vagus-nerve-convey-gut-instincts-the-brain。

386. 恐惧和焦虑：http://www.jneurosci.org/content/34/21/7067。

387. 行为和情绪：http://www.nytimes.com/2015/06/28/magazine/can-the-bacteria-in-your-gut-explain-your-mood.html。

388. 中枢神经系统中一些由压力引发的疾病：同上。

389. 衰老细胞会引发炎症：弗朗切斯奇、坎皮西，《老龄学期刊》。

390. 延长你的染色体端粒：http://www.ls.ucdavis.edu/dss/news-and-research/shamatha-project-nov10.html。

391. 延年益寿：同上。

392. 压力激素的水平：http://www.takingcharge.csh.umn.edu/enhance-your-wellbeing/environment/nature-and-us/how-does-nature-impact-our-wellbeing。

393. 对 200 位乳腺癌幸存患者的研究:《瑜伽能够缓解乳腺癌幸存患者的疲劳和炎症》,《每日科学》(2014 年 1 月):http://www.sciencedaily.com/releases/2014/01/140127164408.htm。

394. 经常练习瑜伽:http://news.nationalgeographic.com/news/2014/02/140207-yoga-cancer-inflammation-stress/。

395. 按摩:http://www.mayoclinic.org/healthy-lifestyle/stress-management/in-depth/massage/art-20045743。

396. 芳香疗法:http://www.ncbi.nlm.nih.gov/pubmed/21854199。

397. 放声大笑:http://www.mayoclinic.org/healthy-lifestyle/stress-management/in-depth/stress-relief/art-20044456。

398. 穿衣等简单的事情:http://www.merckmanuals.com/home/brain_spinal_cord_and_nerve_disorders/brain_dysfunction/brain_dysfunction_by_location.html。

399. 颞叶:黄觉斌,《脑功能综述》,《默克手册》,http://www.merckmanuals.com/professional/neurologic-disorders/function-and-dysfunction-of-the-cerebral-lobes/overview-of-cerebral-function。

400. 大脑枕叶:同上。

401. 大脑额叶:同上。

402. 大脑中有一些特殊细胞:《2014 年诺贝尔生理学奖和医学奖——新闻发布》,诺贝尔媒体有限公司,2014,http://www.nobelprize.org/nobel_prizes/medicine/laureates/2014/press.html,2015 年 12 月 9 日访问。

403. 承载你的记忆的细胞:罗克珊·坎西,《詹妮弗·安妮斯顿一语中的》,《自然新闻》(2005 年 6 月),http://www.nature.com/news/2005/050620/full/news050620-7.html。

404. 人类大脑在 1 秒钟内的活动:http://www.cnet.com/news/fujitsu-supercomputer-simulates-1-second-of-brain-activity/。

405. 灰乎乎的、凹凸不平的:http://www.ninds.nih.gov/disorders/brain_basics/know_your_brain.htm。

406. 构成你大脑的神经元由三个部分组成:同上。

407. 大约为你现在人脑的 1/3:《跟踪调查新生儿大脑发育情况》,英国国家医疗服务系统(2014 年 8 月),http://www.nhs.uk/news/2014/08August/Pages/growth-of-newborn-babies-brains-tracked.aspx,2015 年 12 月 9 日访问。

408. 完全成熟：http://www.npr.org/templates/story/story.php?storyId=141164708，2015 年 12 月 8 日访问。

409. 十多岁的青少年的脑部扫描显示：http://brainconnection.brainhq.com/2013/03/20/decision-making-is-still-a-work-in-progress-for-teenagers/.000http://www.ncbi.nlm.nih.gov/pmc/articles/PMC2892678/。

410. 菲尼亚斯·盖奇：http://www.smithsonianmag.com/history/phineas-gage-neurosciences-most-famous-patient-11390067/?no-ist。

411. 更深入地探索人脑：http://www.ninds.nih.gov/disorders/brain_basics/know_your_brain.htm。

412. 从你呱呱坠地那天起：http://www.livescience.com/33179-does-human-body-replace-cells-seven-years.html。

413. 海马体：http://www.scholarpedia.org/article/Adult_neurogenesis。

414. 胶质细胞数量：http://blogs.scientificamerican.com/brainwaves/2012/05/16/know-your-neurons-classifying-the-many-types-of-cells-in-the-neuron-forest/。

415. 大脑成像研究：雷切尔·马什，《正常大脑发育的神经影像学研究及其与了解儿童神经紊乱的关联》，《美国儿童与青少年精神病学会期刊》，47，No.11（2008 年 11 月）:1233-1251，http://www.ncbi.nlm.nih.gov/pmc/articles/PMC2759682/。

416. 深南·韦斯博士："深南·韦斯，医学博士，哲学博士"，加州大学洛杉矶分校神经学系，http://neurology.ucla.edu/directory/fellows/shennanweiss。

417. 老家伙也能学会新把戏：卡洛琳·格雷瓜尔，《神经可塑性研究能让大脑返老还童》，《赫芬顿邮报》（2015 年 5 月），http://www.huffingtonpostcom/2015/05/22/brain-aging-neuroplasticity_n_7307662。

418. "认知储备"：http://www.ncbi.nlm.nih.gov/pubmed/23079557。

419. 通过挑战……来打造一个更强大的大脑：蒂姆·亚当斯，《诺尔曼·道伊奇：他教我们转变思想》，《观察家报》（2015 年 2 月），http://www.theguardian.com/science/2015/feb/08/norman-doidge-brain-healing-neuroplasticity-interview。

420. 巴西特的研究：http://www.macfound.org/fellows/907/。

421. 阿尔茨海默病的发病机制:罗伯特·M. 科菲等人，《阿尔茨海默病:神经突触受损》，《分子神经退行性疾病》，6，No.63（2011 年 8 月），http://www.molecularneurodegeneration.com/content/6/1/63。

422. 神经递质：本节中关于神经递质的大量信息来自：http://www.ninds.nih.gov/disorders/

brain_basics/know_your_brain.htm。

423. 许多以啮齿类动物为实验对象的研究：http://www.sciencedirect.com/science/article/pii/S0047637400002256。

424. 运动皮层中：http://www.ncbi.nlm.nih.gov/pmc/articles/PMC2443746/。

425. 肌肉力量和运动：http://www.ncbi.nlm.nih.gov/pubmed/21529329。

426. 分泌激素：http://www.ncbi.nlm.nih.gov/books/NBK11143/。

427. 认知水平的下降：http://www.ncbi.nlm.nih.gov/pubmed/15312959。

428. 乙酰胆碱的水平：http://www.ncbi.nlm.nih.gov/pubmed/?term=nordberg+2001+alzheimer；http://www.ncbi.nlm.nih.gov/pubmed/15190684。

429. 伽马氨基丁酸水平过低：http://www.ncbi.nlm.nih.gov/pubmed/21889518。

430. 提高伽马氨基丁酸的水平：http://medicine.jrank.org/pages/1225/Neurotransmitters-GABA-glutamate.html;http://well.blogs.nytimes.com/2013/07/03/how-exercise-can-calm-anxiety/?_r=0。

431. 焦虑也得到了缓解：http://www.ncbi.nlm.nih.gov/pmc/articles/PMC3111147/。

432. "读取"血清素发出的消息：http://www.sciencemag.org/content/226/4681/1393。

433. 多巴胺是一种"兴奋性"神经递质：约翰·D.萨拉莫内、梅尔西·科雷亚，《中脑边缘多巴胺神秘的刺激功能》，《神经元》，76，No.3（2012年11月）:470-485，http://www.cell.com/neuron/abstract/S0896-6273（12）00941-5。

434. 随着人体衰老而逐步下降：D.F.王等人，《通过大脑活体正电子断层照相研究年龄对多巴胺和血清素受体的影响》，《科学》，226，No.4681（1984年12月）:1393-1396，http://www.ncbi.nlm.nih.gov/pubmedhealth/PMH0001762/。

435. 冥想能帮助提高……：http://www.ncbi.nlm.nih.gov/pmc/articles/PMC3044190/。

436. 第六大致死原因：http://www.alz.org/facts/。

437. 将近2/3：同上。

438. 健忘是走向衰老的一个自然组成部分：《健忘：了解何时寻求帮助》，美国国家老年研究所，https://www.nia.nih.gov/health/publication/forgetfulness#age，2015年12月9日访问。

439. 饮食习惯和卫生习惯：http://memory.ucsf.edu/brain/aging/dementia。

440. 2000亿：http://www.alz.org/news_and_events_law_by_Obama.asp。

441. 神经递质的新陈代谢强化：戴尔·E.布里得森，《逆转认知衰退：一种新奇的治疗方案》，《衰老》，6，No.9（2014年9月）:707-717，http://www.ncbi.nlm.nih.gov/

pubmed/25324467。

442. 细胞外出现了沉积：http://www.sciencedirect.com/science/article/pii/S0925443909002427。

443. 异常折叠的黏性蛋白质：http://www.npr.org/sections/health-shots/2013/10/18/236211811/brains-sweep-themselves-clean-of-toxins-during-sleep。

444. 社交孤立：http://memory.ucsf.edu/brain/aging/overview；http://www.ncbi.nlm.nih.gov/pubmed/25956016。

445. 大幅降低人体伴随衰老到来而出现认知衰退的风险：《预防阿尔茨海默病：我们了解多少？》，美国国家老年研究所。

446. 海马体的容量会扩大：格雷琴·雷诺兹，《锻炼能降低我们罹患阿尔茨海默病的风险吗？》，《纽约时报》（2014 年 7 月），http://well.blogs.nytimes.com/2014/07/02/can-exercise-reduce-alzheimers-risk/?_r=0，2015 年 12 月 9 日访问。

447. 清除……有害蛋白沉积：汉密尔顿，美国国家公共广播电台。

448. 新的突触联结：比尔·海特威，《耶鲁研究小组发现了压力和抑郁引起大脑萎缩的原理》，《耶鲁新闻》（2012 年 8 月），http://news.yale.edu/2012/08/12/yale-team-discovers-how-stress-and-depression-can-shrink-brain。

449. 降低应激素皮质醇的水平：《正念修行能降低皮质醇即应激激素的水平》，《赫芬顿邮报》（2013 年 3 月），http://www.huffingtonpost.com/2013/03/31/mindfulness-meditation-cortisol-stress-levels_n_2965197.html，2015 年 12 月 10 日访问。

450. 大脑灰质出现了物理变化：休·麦克格维，《8 周换来更强大脑》，《哈佛大学公报》（2011 年 1 月），http://news.harvard.edu/gazette/story/2011/01/eight-weeks-to-a-better-brain/，2015 年 12 月 10 日访问。

451. 杏仁核的活动大幅减少：休·麦克格维，《冥想的积极残留效应》，《哈佛大学公报》（2012 年 11 月），http://news.harvard.edu/gazette/story/2012/11/meditations-positive-residual-effects/，2015 年 12 月 10 日访问。

452. 会说双语：http://www.alzheimers.net/2013-11-11/speaking-two-languages-delays-dementia/；http://www.ncbi.nlm.nih.gov/pubmed/7730528.194。

453. 当人们聆听音乐时：《聆听音乐能激活整颗大脑》，《每日科学》（2011 年 12 月），http://www.sciencedaily.com/releases/2011/12/111205081731.htm；马利克·拉奥，《播放音乐能给大脑带来全方位的锻炼》，《赫芬顿邮报》（2014 年 11 月），http://www.huffingtonpost.com/2014/11/07/playing-mu-sic-brain-workout_n_6116546.html。

454. 经常演奏音乐的人 :《音乐早教促进大脑发育》,《每日科学》(2013 年 2 月)。

455. 音乐也能改善痴呆症患者的记忆能力 :《音乐促进大脑活动的 5 大原因》, Alzheimers.net
(2014 年 7 月), http://www.alzheimers.net/2014-07-21/why-music-boosts-brain-ac-tivity-
in-dementia-patients/。

456. 认知能力的变化只是自然健康衰老的一个组成部分 :《健忘 : 了解何时寻求帮助》, 国
家老年研究所。

457. 增加死亡的风险 : http://www.pnas.org/content/110/15/5797.full ; http://assets.aarp.org/
rgcenter/general/loneliness_2010.pdf。

458. 早早离世 : http://journals.plos.org/plosmedicine/article?id=10.1371/journal.pmed.1000316。

459. 志愿者 : http://hpq.sagepub.com/content/10/6/739.short。

460. 炎症标记物水平低于…… : 艾略特・弗里德曼等人,《白细胞介素 -6 血浆和可溶白
细胞介素 -6 受体会影响老年妇女的心理健康》,《健康心理学》, 26, No.3 (2007 年 5
月):305-313。

461. 拥 有 稳 定 社 会 关 系 的 人 : http://www.alzprevention.org/lifestyle-choices-about-
socialization.php。

462. 染色体端粒往往越长 : 伊莱・皮特曼, 艾莉莎・埃佩尔,《一种复杂的舞蹈 : 人的
一生中生活经历 / 多系统的复原力和染色体端粒缩减的速率》,《社会及人格心理学期
刊 》, 6, No.11 (2012 年 11 月):807-825, http://www.ncbi.nlm.nih.gov/pmc/articles/
PMC3496269/。

463. 更强健的免疫系统 : http://www.mayoclinic.org/healthy-lifestyle/stress-management
/in-depth/stress-relief/art-20044456。

464. 罹患心血管疾病的生物风险和社会心理风险 : http://www.researchgate.net/profile/
Wendy_Troxel2/publication/231585784_Marital_status_and_quality_in_middle-aged_women_
Associations_with_levels_and_trajectories_of_cardiovascular_risk_factors/links/0046353b20f-
baeba47000000.pdf。

465. 研究观察了 6500 位年龄超过 52 岁的男性和女性 : 安德鲁・斯特普托等人,《社交孤
立、孤独寂寞与老年人的综合死因》,《美国国家科学院院刊》, 110, No.15 (2013 年 4
月)·5797-5801, http://www.pnas.org/content/110/15/5797.abstract。

466. 女性与抑郁症 : https://www.nimh.nih.gov/health/topics/depression/in-dex.shtml。

467. "来访的恶魔" : http://www.latimes.com/entertainment/la-ca-kathleen-norris21-2008sep21-

story.html，2015 年 12 月 1 日访问。

468. 临床抑郁症的症状：http://www.mayoclinic.org/diseases-conditions/depression/expert-answers/clinical-depression/faq-20057770。

469. 有些人会随着自己上了年纪而日趋抑郁：http://www.cdc.gov/aging/mentalhealth/depression.htm。

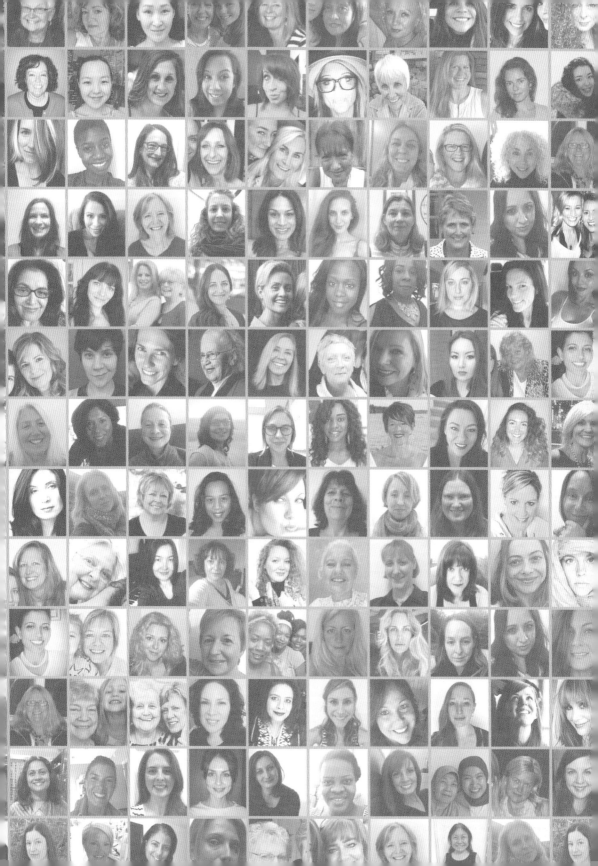